ENCYCLOPEDIA CONNECTION OF MUSCLES

超圖解！
人體肌筋膜
連結與修復

伸展運動教練、重訓專家
Kimata Ryo ／著

suncolor
三采文化

綜觀全身肌筋膜平衡

在我剛開始從事伸展運動教練的時期，有一定程度的顧客無論多麼努力，身體都毫無變化。即使試著改變伸展部位，或是試著著眼於關節，經歷過各式各樣的失敗都無能為力，令人不得不舉白旗投降。

我為了解決這個困擾而持續鑽研，最終得出「必須綜觀全身平衡才行」這個結論。

但是對當時的我來說，「綜觀全身平衡」一詞實在太過曖昧，讓我不知道該如何是好。就在這個心煩意亂的時期，我邂逅了《解剖列車（Anatomy Trains）》這本書，終於領悟到肌筋膜的重要性。

簡單來說，肌筋膜是種蜘蛛巢般的組織，遍布在全身上下，能夠銜接肌肉與肌肉並支撐起全身。沒錯，本書書名中的「肌筋膜連結」就是以筋膜為基礎。透過筋膜重新審視人體之後，我終於能夠實現原本辦不到的「綜觀全身肌筋膜平衡」。

我為了進一步學習筋膜方面的知識，便前往美國加入了專攻筋膜的知名學校。我在該校徹底習得了讓身體恢復原始位置的肌筋膜修復術，以及讓身體動起來更有效率的動作教育。

本書記載我至今為了「綜觀全身肌筋膜平衡」而習得的所有知識。
第0章會先介紹何謂肌肉的連結，以及這種連結實現了哪些功能。

第1章至第6章從會解說整體肌筋膜的連結與各部位。

第7章至第13章搭配基本解剖學，提供各部位的肌筋膜連結資訊。

第14章彙整了與肌筋膜連結有關的身體影響以及改善範例。

本書盡可能用一般人也能夠理解的方式表達，所以盡力簡化了文章（肌肉名稱等除外）。此外也配置大尺寸的自製插圖，希望能夠幫助各位在毫無壓力的情況下讀完。

讀過本書後，治療師能夠更容易決定施術方針，運動教練則可活用在運動指導上。當然一般人也能夠派上用場。在理解肌肉連結方式之後，日常生活中的伸展運動與重訓效果，理應都會大幅提升。

各位若能夠在插圖與文章的搭配下，以「原來如此！」的心情輕鬆閱讀，我將深感榮幸。

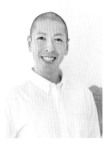

Kimata Ryo

伸展運動教練、重訓專家、美國Dr. Ida Rolf認證師

曾在美國科羅拉多的Dr Ida Rolf Institute接受731小時的解剖學、生理學、機能解剖學與實習訓練，

並在知名伸展專門店任職4年，此外還透過約400小時以上的講座、工作坊等強化技術與知識。

定期在Instagram上分享「肌筋膜連結」圖文，以淺顯易懂的貼文吸引了治療師與運動教練們的關注與支持。

IG：ryo_kimata

前言 2

第 0 章　何謂肌筋膜連結

何謂肌筋膜的連結 ·········· 8
支撐身體的連結 ·············· 9
為姿勢而存在的連結 ······· 10
為動作而存在的連結 ······· 11

感知的功能 ·················· 12
改善肌筋膜的方法 ········· 13

本書注意事項 ·············· 14

第 1 章　前面的肌筋膜連結

前面的肌筋膜連結 ········· 16
上半身 ························ 18
讓上半身縮起的動作 ······ 19
下半身 ························ 20
讓下半身縮起的動作 ······ 21

讓全身縮起的動作 ········· 22
讓全身伸展的動作 ········· 23

COLUMN 01
前面連結與心理狀態 ······· 24

第 2 章　後面的肌筋膜連結

後面的肌筋膜連結 ········· 26
上半身 ························ 28
讓上半身縮起的動作 ······ 29
下半身 ························ 30
讓下半身縮起的動作 ······ 31

讓全身縮起的動作 ········· 32
讓全身伸展的動作 ········· 33

COLUMN 02
後面的連結與足部 ········· 34

第 3 章　側邊的肌筋膜連結

側邊的肌筋膜連結 ········· 36
上半身 ························ 38
讓上半身縮起的動作 ······ 39
下半身 ························ 40
讓下半身縮起的動作 ······ 41

讓全身縮起的動作 ········· 42
讓全身伸展的動作 ········· 43

COLUMN 03
大腿的連結 ·················· 44

第 4 章　螺旋的肌筋膜連結

螺旋的肌筋膜連結 ········· 46
上半身 ························ 48
讓螺旋連結縮起的動作 ···· 49

COLUMN 04
菱形肌與前鋸肌 ············ 50

腿部的螺旋連結 ············ 51
腿部平衡① ·················· 52
腿部平衡② ·················· 53
讓螺旋連結伸展的動作 ···· 54

| 第 5 章 | 深層的肌筋膜連結 |

深層的肌筋膜連結 …………………… 56
頸部〜橫膈膜 ………………………… 58
橫膈膜〜骨盆底 ……………………… 59
髖關節一帶 …………………………… 60

骨盆〜腳底 …………………………… 61

COLUMN 05
　腹部內側 …………………………… 62

| 第 6 章 | 運動的肌筋膜連結 |

三種運動的肌筋膜連結 ……………… 64
前面運動連結 ………………………… 66
後面運動連結 ………………………… 67
使前面運動連結伸展的動作 ………… 68
使前面運動連結縮短的動作 ………… 69
使後面運動連結伸展的動作 ………… 70

使後面運動連結縮短的動作 ………… 71
側邊運動連結 ………………………… 72
用到側邊運動連結的動作 …………… 73

COLUMN 06
　體幹與手臂的連結 ………………… 74

| 第 7 章 | 手臂的肌筋膜連結 |

四個手臂的肌筋膜連結 ……………… 76
手臂前面連結（整體）……………… 78
手臂後面連結（整體）……………… 79
手臂前面連結（表層）……………… 80
手臂後面連結（深層）……………… 81

手臂後面連結（表層）……………… 82
手臂後面連結（深層）……………… 83

COLUMN 07
　手臂連結的記法 …………………… 84

| 第 8 章 | 骨盆、髖關節的肌筋膜連結 |

骨盆一帶 ……………………………… 86
骨盆的前傾① ………………………… 88
骨盆的前傾② ………………………… 89
骨盆的後傾① ………………………… 90
骨盆的後傾② ………………………… 91

骨盆前傾與往前位移 ………………… 92
內收肌的連結 ………………………… 93

COLUMN 08
　大腿筋膜的分區 …………………… 94

| 第 9 章 | 腹部的肌筋膜連結 |

關於腹肌 ……………………………… 96
腹直肌 ………………………………… 98
腹直肌的動作 ………………………… 99
腹外斜肌 ……………………………… 100
腹外斜肌的動作 ……………………… 101
腹內斜肌 ……………………………… 102

腹內斜肌的動作 ……………………… 103
腹橫肌 ………………………………… 104
腹橫肌的動作 ………………………… 105

COLUMN 09
　腹肌與腰部的連結 ………………… 106

第10章　臀部的肌筋膜連結

臀部的肌肉 ················· 108
臀大肌 ······················· 110
臀大肌的動作 ············· 111
臀中肌 ······················· 112
臀中肌的動作 ············· 113

臀小肌 ······················· 114
臀小肌的動作 ············· 115

COLUMN 10
　臀部深處的肌肉 ······· 116

第11章　腿部的肌筋膜連結

腿部的肌筋膜連結 ······· 118
背屈腳踝（往內轉動） ··· 120
背屈腳踝（往外轉動） ··· 121
蹠屈腳踝（往內轉動） ··· 122
蹠屈腳踝（往外轉動） ··· 123
內側足弓 ····················· 124

外側足弓 ····················· 125
骨頭動作 ····················· 126
小腿的肌肉分區 ··········· 127

COLUMN 11
　後腳跟的重要性 ········· 128

第12章　肩膀、手臂的肌筋膜連結

肩胛骨內側的連結 ······· 130
關於卷肩 ····················· 132
肩膀的深層肌肉 ··········· 133
肩膀深層肌肉的動作 ····· 134
肩膀的肌筋膜連結 ········· 135

彎曲手腕的肌肉 ··········· 136
手腕反折的肌肉 ··········· 137

COLUMN 12
　上臂與下臂的分區 ····· 138

第13章　體幹的肌筋膜連結

內臟的肌筋膜連結 ········· 140
內臟、呼吸與髖關節 ····· 142
內臟與大腿 ················· 143
肋骨的動作 ················· 144
頭部與頸部的動作差異 ··· 145

腹部與髖關節的動作 ····· 146
薦骨與脊椎的弧度 ········· 147

COLUMN 13
　姿勢的連鎖反應 ········· 148

第14章　改善肌筋膜連結的知識

關於姿勢與動作的改善 ··· 150
前面肌筋膜連結的影響 ··· 152
後面肌筋膜連結的影響 ··· 153
側邊肌筋膜連結的影響 ··· 154

螺旋肌筋膜連結的影響 ··· 155
深層肌筋膜連結的影響 ··· 156
手臂肌筋膜連結的影響 ··· 157

後記 ·························· 158

參考文獻 ····················· 159

第 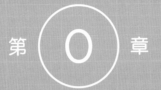 章

何謂
肌筋膜連結

何謂肌筋膜的連結

　　本書所指的肌筋膜連結，其實是筋膜分布在全身上下的狀態，以及互相影響的方式。這邊運用的插圖，盡可能讓內容淺顯易懂。

　　提到筋膜時，多半會想到包覆在肌肉上的薄膜。但是嚴格來說，除了包覆肌肉的薄膜外，包覆著骨頭、肌腱、韌帶、內臟、神經與血管等的結締組織都稱為筋膜。筋膜的英文是Fascia，據說源頭的拉丁文意指「包覆的物品」、「繃帶」等。

　　筋膜是由非常複雜的網絡組成。右頁將筋膜視為一件連身衣，是為了幫各位更容易想像，不過事實上筋膜是立體且具有深度的組織。

　　請各位想像柳橙的斷面。白色的薄皮包覆著整顆果實，此外還可分成一瓣一瓣。這個白色薄皮就等於筋膜，會遍布全身，將肌肉與肌肉銜接在一起。

　　隨著近年筋膜研究逐漸發展，相關資訊也較容易取得了，但這仍是有許多謎題的領域。或許今後仍會隨著研究發現許多新的事實，不過目前搭配過往解剖學的概念閱讀本書，應該就相當充足了。

支撐身體的連結

肌筋膜如同柳橙果肉外的白色網狀物覆蓋所有肌肉。

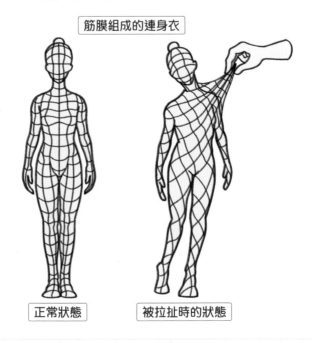

筋膜組成的連身衣

正常狀態　　　　被拉扯時的狀態

說 明

肌筋膜存在於身體各處，發揮著支撐全身的功能。可以說即使去掉筋膜以外的所有組織，仍會看見不折不扣的人體形狀，因此又稱為「第二骨骼」。當部分筋膜因為某種理由而變硬，就會因為全身筋膜相連而拉扯其他部位，進而導致身體失衡，對乍看毫無關連性的部位產生影響，例如：疼痛或可動範圍的限制。

為姿勢而存在的連結

肌筋膜的連結具有穩定姿勢的功能。

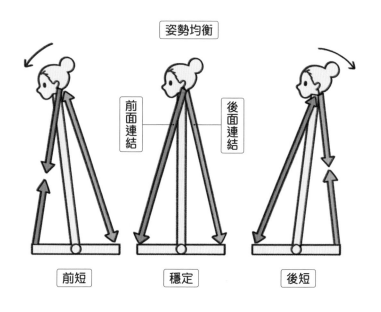

姿勢均衡

前面連結　　後面連結

前短　　　穩定　　　後短

身體各面肌筋膜互相連結，才得以支撐姿勢。身體後面的連結，可預防身體往前傾倒；同樣的身體往後倒的時候，前面連結就會發揮剎車的效果。正因為身體各面有形形色色的連結，才能夠應付各式各樣的姿勢變化。唯有各連結的長度保持平衡，才能夠讓身體呈現無負擔的狀態。

為動作而存在的連結

能夠讓身體各處互相連動。

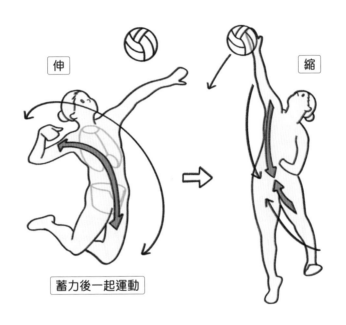

伸

縮

蓄力後一起運動

說明

人體運動的時候，筋膜的連結同樣會發揮功能。身體動起來的時候，整體筋膜會繃緊身體產生張力，讓肌肉更易於運作。手臂的動作會藉由連結帶來的效果，與體幹產生連動性的作用，在保護手肘與肩關節等的同時做出強勁的動作。此外還具備剎車的功能，可以避免身體過度使用。像跑步這種追求彈簧效應的競技，在跑步時運用這種身體張力就是很重要的一點。

感知的功能

肌筋膜擁有比肌肉更多的感覺受器。

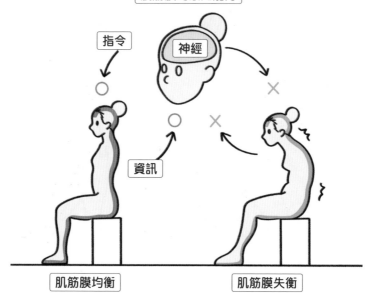

肌筋膜的感知能力

指令

神經

資訊

肌筋膜均衡　　　　　　肌筋膜失衡

說明

肌筋膜中有許多感覺受器，能夠將身體受到的壓力、對肌
肉伸縮的感覺、身體所處位置等資訊傳輸至腦部。當肌筋
膜因為某種原因承受壓力而變硬，感知能力就會減弱。感
知能力沒有正常運作的話，日常動作或運動時就沒辦法靈
活操控身體。

改善肌筋膜的方法

觸摸的方法會比施壓的強度來得好。

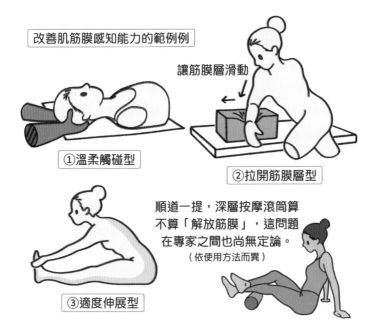

改善肌筋膜感知能力的範例例

讓筋膜層滑動

①溫柔觸碰型

②拉開筋膜層型

順道一提，深層按摩滾筒算不算「解放筋膜」，這問題在專家之間也尚無定論。
（依使用方法而異）

③適度伸展型

說 明

肌筋膜中有許多感覺受器，會對不同的刺激產生反應。其中有些動作彷彿要拉開筋膜層，筋膜壓力過大會對感覺受器和自律神經系統產生影響，導致身體緊繃和不適。因此透過感知能力對神經系統發揮作用，是筋膜保養的一大重點。但是過強的伸展或施壓可能會造成反效果。

補 充　前述筋膜改善方法僅是一例。

本書注意事項

1

插圖的動作與姿勢,在繪製時首重肌筋膜連結方式的理解容易度。實際上在執行動作時,最重要的還是「全身能夠均衡運動」。

2

全身的肌筋膜都連在一起,而本書的主要用意是要結合過往的解剖學理論,幫助各位按照目的發揮肌筋膜連結的功能。並非希望透過重訓或伸展,一口氣拉展或是鍛鍊肌筋膜。

3

肌筋膜是非常複雜的組織,就連專家都尚未取得共識。因此關於肌筋膜連結並沒有什麼決定性的要素,本書記載的都是作者覺得重要的部分。

前面

的肌筋膜連結

前面的肌筋膜連結

會與後面的肌筋膜連結保持平衡。

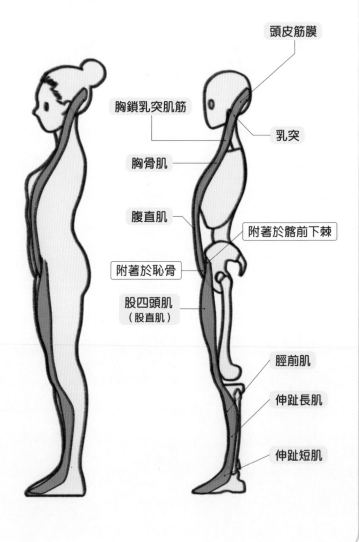

頭皮筋膜

胸鎖乳突肌筋

乳突

胸骨肌

腹直肌

附著於髂前下棘

附著於恥骨

股四頭肌
（股直肌）

脛前肌

伸趾長肌

伸趾短肌

說 明

「前面的肌筋膜連結」可分成上半身與下半身兩個部分。
上半身起始於耳後，並如領帶般垂在胸前與腹部前方，
最後止於恥骨。下半身則起始於骨盆的一部分，並依序延
伸至膝蓋、小腿至腳背。這些連結會與「後面的肌筋膜連
結」互相協調以保持前後均衡。

日 常 注 意

持續呈現駝背的坐姿時，上半身的線條容易固定在較短的
狀態。此外若下半身的線條過短，就很難做出跪坐的姿
勢。進行伸展運動時，不要一下子就大幅度反折、拉伸全
身，請先按部位伸展完畢，這樣對身體的負擔會比較少。

更 進 一 步 了 解

同時觀察前面與後面的肌筋膜連結，確認哪一邊較短、哪
一邊較長後，自然就能夠看出適合的伸展運動或運動方
式。（還未累積經驗時，一般人很難看出自己身體的狀
態，這裡主要是提供給專家了解。一般人只要依照專家指
示即可。）

上半身

這條線會繞過頭部的後面。

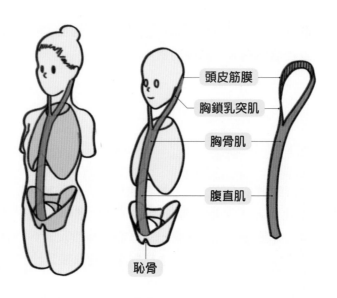

頭皮筋膜

胸鎖乳突肌

胸骨肌

腹直肌

恥骨

說明

在掌握「前面肌筋膜連結」的上半身部分時，想像有線耳機從耳後垂往胸部正中央，並朝著恥骨懸掛著的樣子，就比較好理解了。還不熟悉肌肉訓練的人，在執行腹肌鍛鍊的時候，頸部會不舒服的原因，就在於對前面連結上方的頸部肌肉（胸鎖乳突肌）等施加了負擔，而不是因為還不擅長運用腹直肌或其他腹肌的關係。

前面的肌筋膜連結 - 03

讓上半身縮起的動作

上半身連結縮短會導致下頜上抬，頸部則會被往前拉。

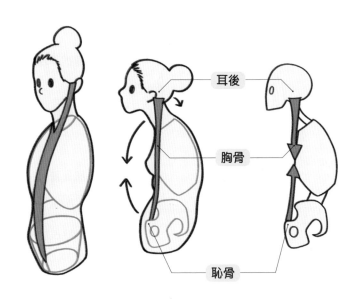

耳後

胸骨

恥骨

說明

上半身的「前面肌筋膜連結」整體縮短的話，就會產生從耳後往恥骨的拉力。如此一來，頭部就會往前、下頜會上抬，體幹則會彎曲形成背部拱起的模樣。像插圖這種拱背的姿勢，會使肋骨與骨盆之間的空間（腹部）遭到壓迫，進而導致內臟功能低下，所以必須特別留意。

下半身

股四頭肌當中的骨直肌就位在這條線內。

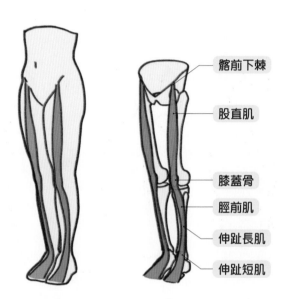

髂前下棘

股直肌

膝蓋骨

脛前肌

伸趾長肌

伸趾短肌

說明

下半身的「前面肌筋膜連結」起始於骨盆,接著連結至大腿前側、小腿、腳趾(腳背側)。股直肌容易影響髖關節與膝蓋的動作,膝蓋以下的肌肉則會影響腳踝的動作。因此在伸展大腿前側的時候,腰部反折會造成骨盆前傾,導致伸展效果減半。所以請注意不要腰部反折(別讓骨盆前傾)吧。

補充 股直肌有一部分附著在髖關節囊上。

讓下半身縮起的動作

體幹與髖關節的深層運作不順的話，表層也很難運動。

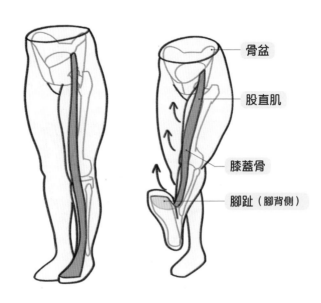

- 骨盆
- 股直肌
- 膝蓋骨
- 腳趾（腳背側）

說 明

做出如插圖的動作時，若髖關節與體幹深層肌肉沒有運作，而是完全使用「前面肌筋膜連結」的話，大腿前側就會容易疲憊。鼠蹊部與髖關節根部的疼痛，有時就是屬於前面連結的股直肌與周邊肌肉僵硬造成的。因此養成運動腿部時，也要留意體幹部位與深層肌肉的使用，就能夠減輕抬腿時的負擔。

補 充 股直肌會在髖關節彎曲角度為10～30度之間的時候活動。

讓全身縮起的動作

會在做出全身折曲的動作時派上用場。

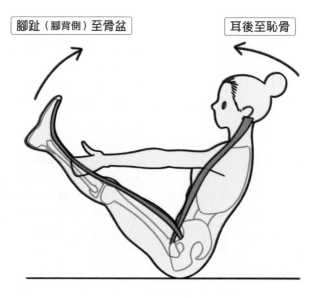

腳趾（腳背側）至骨盆

耳後至恥骨

說明

做出將全身折疊起來的動作時，會用到整個「前面肌筋膜連結」。「前面肌筋膜連結」常用於速度較快的動作，而且要維持如插圖中這種動作時，就會用到深層肌肉。這時最重要的就是彎曲髖關節的腸腰肌，以及幫助腸腰肌運作的腹部穩定性等。

補充 相較於股直肌，髖關節的角度愈大，腸腰肌的作用就會愈大。

讓全身伸展的動作

做出全身反折的動作時，前面連結就會大幅伸展。

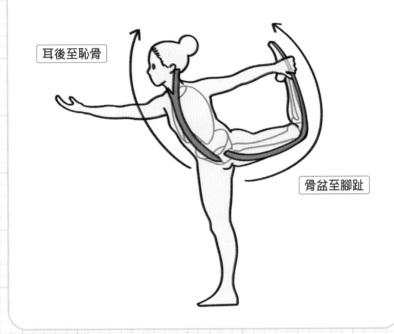

耳後至恥骨

骨盆至腳趾

説明

上下兩區連結在全身反折時，會以同一條線的感覺伸展開來。這時的前面連結會發揮剎車的功能，避免身體反折到超乎承受的程度。尤其是要以站姿做出後彎（腰部往後反折的動作）等的時候，這條線不夠強可是做不出來的。由於「前面肌筋膜連結」能夠適度阻擋反折（收縮），身體才能在不造成腰部或頸部疼痛的情況下做出後彎的動作。

前面連結與心理狀態

前面連結的肌肉中，有很多負責與瞬間爆發力有關的動作。

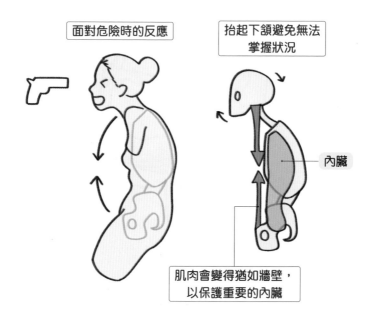

面對危險時的反應

抬起下頜避免無法
掌握狀況

內臟

肌肉會變得猶如牆壁，
以保護重要的內臟

「前面肌筋膜連結」會負責做出保護身體重要器官（內臟）的動作，也就是防禦姿勢。很常聽說身心關係密切這句話，因此做出「前面連結較短的姿勢」時，或許就等於心理處於較難放鬆的狀態。反過來說，長期維持拱起身體的姿勢時，也可能讓心理變得難以放鬆。

第 ② 章

後面
的肌筋膜連結

後面的肌筋膜連結

能夠在後面支撐身體，避免身體往前倒。

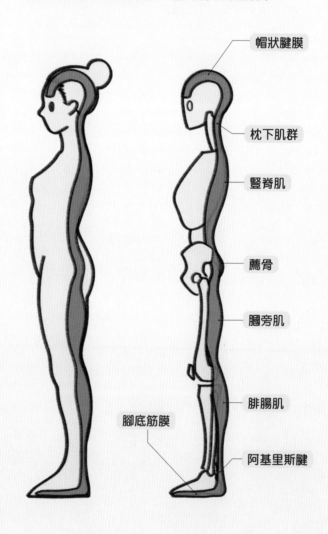

帽狀腱膜

枕下肌群

豎脊肌

薦骨

膕旁肌

腓腸肌

腳底筋膜

阿基里斯腱

說　明

「後面肌筋膜連結」位在身體的背面，會從額頭繞到後腦，再沿著脊椎往下，接著在脊椎最下方的薦骨分成左右兩條，分別從雙腿的後側伸往腳底。主要功能是防止身體往前拱起，以保持直立的姿勢，會與前面連結形成前後的平衡。

日 常 注 意

這個區塊的連結主要可避免身體太過彎拱，因此駝背的人往往有豎脊肌（伸展背部的肌肉）無法正常收縮的傾向。相反的，無法拱起身體的人（腰椎前彎等），通常是這塊肌肉太短。

更 進 一 步 了 解

若能夠緩解位在「後面肌筋膜連結」上方的脖子根部與薦骨緊繃，全身就比較容易放鬆。副交感神經（讓身心放鬆的神經）也正好離這幾處很近。

上半身

從坐骨結節延續到膕旁肌。

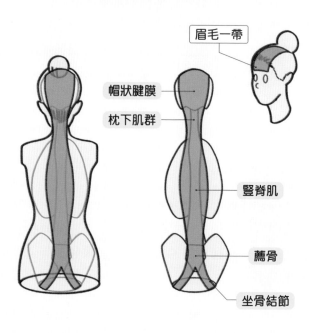

眉毛一帶

帽狀腱膜

枕下肌群

豎脊肌

薦骨

坐骨結節

說明

上半身的「後面肌筋膜連結」會從眉毛上方越過頭頂，通往後頸、背部並直達薦骨。脖子的根部擁有枕下肌這類較細的肌肉，而這塊肌肉與眼睛具有連動性的作用，還能夠控制豎脊肌的平衡。此外，枕下肌的一部分與薦骨會影響到覆蓋中樞神經的硬膜，因此鬆緩此處緊繃可達到放鬆的效果。

補充

頭後小直肌（枕下肌群）有一部分與硬膜相連。

讓上半身縮起的動作

上半身反折的時候，需要「後面肌筋膜連結」縮起。

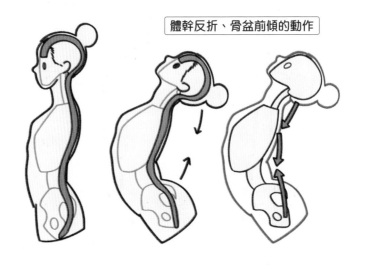

體幹反折、骨盆前傾的動作

說明

上半身的「後面肌筋膜連結」收縮時，自然會形成身體後仰反折的動作。相反的，身體拱起（坐在桌前辦公等使頭部往前、背部拱起的動作）時，「後面肌筋膜連結」就會持續承受伸展的壓力，使頸部、背部、腰部都容易感到緊繃。因此長時間坐在桌前的人請定期伸展背部，想辦法使用到「後面肌筋膜連結」吧。

下半身

薦骨的韌帶會延續至豎脊肌。

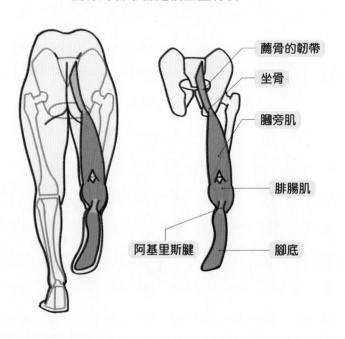

薦骨的韌帶
坐骨
膕旁肌
腓腸肌
阿基里斯腱
腳底

說明

下半身的「後面肌筋膜連結」在薦骨至坐骨這一段屬於韌帶。韌帶會從坐骨往下至膕旁肌，並從大腿、小腿的後側通往腳底。做出前彎等伸展運動的時候，骨盆會往前傾，因此有助於徹底伸展膕旁肌。

補充 有一部分的膕旁肌（半膜肌）附著在膝蓋的半月板上。

讓下半身縮起的動作

站立時，採用膝蓋稍微彎曲的姿勢最為理想。

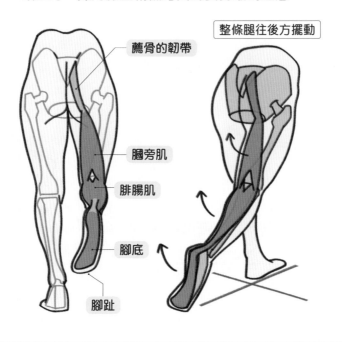

薦骨的韌帶

整條腿往後方擺動

膕旁肌

腓腸肌

腳底

腳趾

說明

下半身的「後面肌筋膜連結」收縮時，腿部會往後擺動、膝蓋會彎曲、腳踝與腳趾會朝著後腳跟方向彎起。做出插圖這樣的動作時，臀部（臀大肌）的肌肉沒有產生作用的話，就會完全對膕旁肌造成負擔，容易造成大腿後側抽筋，所以請特別留意。

讓全身縮起的動作

做出反折的動作時，臀部肌肉就非常重要。

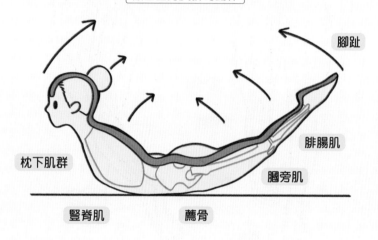

做出全身反折的動作

腳趾

枕下肌群

腓腸肌

膕旁肌

豎脊肌　　　薦骨

說明

做出全身反折的動作時，整個「後面肌筋膜連結」都會收縮。如果反折全身時，背部或大腿後側固定不動，腰部就會過度凹折，因此可能導致腰部疼痛。所以做出全身反折的動作時，除了腰部以外，胸椎與髖關節的可動範圍也很重要。尤其胸椎受到骨骼構造影響特別不適合反折，所以建議用循序漸進的方式讓胸椎慢慢習慣這種動作。

補充　　做出反折的動作時，「前面肌筋膜連結」的伸展也很重要。

讓全身伸展的動作

這條線上的肌肉僵硬時，身體就會變得很難前彎。

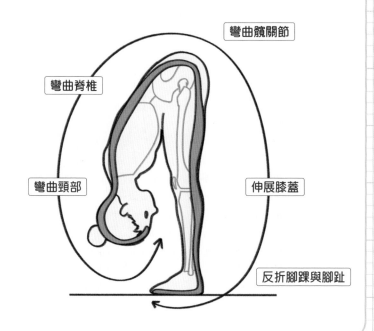

彎曲髖關節

彎曲脊椎

彎曲頸部

伸展膝蓋

反折腳踝與腳趾

說明

人體前彎的時候，整個「後面肌筋膜連結」都會拉展開。無法前彎的人就必須專注於大腿後側與膝蓋的伸展，也同時緩解與改善位在這條線上的背部肌肉與腳底肌肉緊繃感。做出前彎的動作時，會大幅運用下一章要介紹的「側邊肌筋膜連結」，對於緩解此處的肌肉緊繃也很有效。

後面的連結與足部

重心沒有放在後腳跟時，容易使負擔都落在前足。

後面肌筋膜連結短縮時，就會將後腳跟往前推

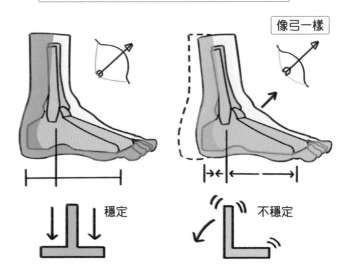

像弓一樣

穩定　　不穩定

從阿基里斯腱通過後腳跟往腳底的連結太短時，就可能會如弓弦一樣把後腳跟往前推。如左圖一樣，腳踝外側下方至小趾球之間的長度，與至後腳跟之間的理想長度比例是3：1或4：1。後腳跟太短時，體重容易壓在前足，如此一來，身體為了取得平衡就會將骨盆或膝蓋往前移動。

第 ③ 章

側邊

的肌筋膜連結

側邊的肌筋膜連結

對體幹側屈與髖關節外展來說，是重要的連結。

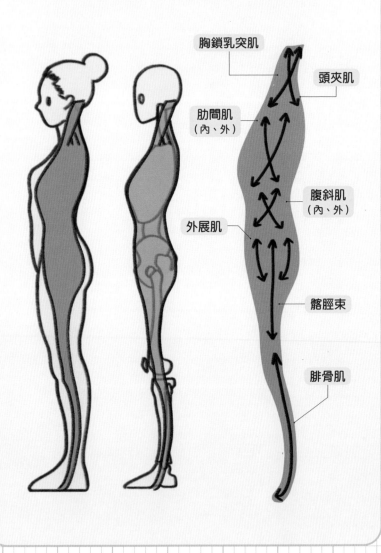

胸鎖乳突肌

頭夾肌

肋間肌
（內、外）

腹斜肌
（內、外）

外展肌

髂脛束

腓骨肌

說 明

「側邊肌筋膜連結」起始於耳後與後頭部，會如覆蓋身體
側邊一樣，一路延伸至外側足弓。並與上半身各處肌肉形
成交錯關係，以執行和控制身體精細動作。下半身則會從
骨盆覆蓋大轉子（髖關節外側突出的骨頭）的方式往下行
進，主要功能是穩定左右平衡。由於「側邊肌筋膜連結」
與各肌肉交錯，所以還能夠進行細緻的前後平衡控制。

日 常 注 意

想要檢查「側邊肌筋膜連結」是否有左右差異時，可以試
著吊單槓。這時連結比較短的這一側，理應會感受到強烈
的拉伸感。另外舉起雙手後側彎（上半身往側邊傾斜），
同樣可以判斷兩邊差異。

更 進 一 步 了 解

「側邊肌筋膜連結」會以從側面覆蓋肋骨與骨盆的方式伸
展開，所以也容易影響呼吸時的肋骨動作、肋骨與骨盆的
位置關係、骨盆的前後傾斜等。

上半身

各部位的肌肉交錯配置,藉此進行精細的動作調整。

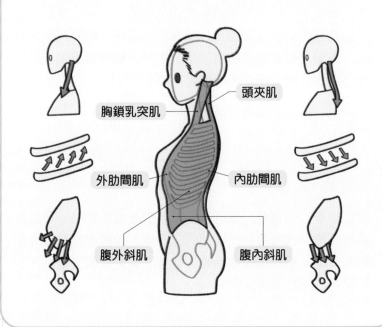

- 頭夾肌
- 胸鎖乳突肌
- 外肋間肌
- 內肋間肌
- 腹外斜肌
- 腹內斜肌

說明

「側邊肌筋膜連結」的上半身起始於耳後一帶,其中一邊朝向胸部,另一邊則朝向背部,並會穿過肋骨之間的肌肉──肋間肌。接著會經過肋骨與骨盆之間的腹斜肌到達骨盆。這個區塊的各部位肌肉互相交錯,所以會合作掌控肌肉伸縮是其一大特徵。

讓上半身縮起的動作

朝向肋骨側邊彎曲，使頭部與骨盆接近的動作。

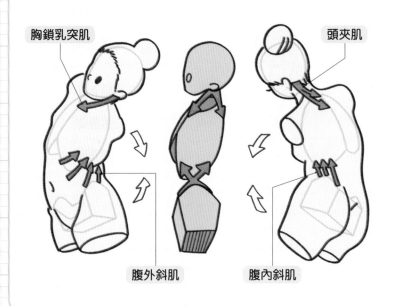

胸鎖乳突肌

頭夾肌

腹外斜肌

腹內斜肌

説明

側彎時也會用到「側邊肌筋膜連結」。即使做的不是側彎，各肌肉仍可發揮扭轉的作用。從身體前側可以看見的肌肉，可將特定部位扭轉到相反方向，而從後側看見的肌肉則會扭轉往相同方向。舉例來說：左邊的胸鎖乳突肌可將頭部轉往右側，左邊的頭夾肌則負責將頭轉往左側。而側彎則需要兩者同時運動。

下半身

以包裹大轉子的感覺往下延伸。

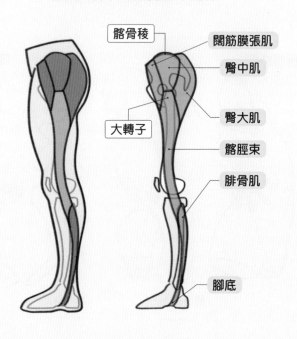

髂骨稜
闊筋膜張肌
臀中肌
大轉子
臀大肌
髂脛束
腓骨肌
腳底

說明

下半身會有三塊源自於骨盆的肌肉，以包覆大轉子的感覺與相當厚的髂脛束匯集，並一起連往膝蓋。接著再依序連結至膝蓋下方、腓骨肌，最後來到外側足弓。髂脛束的一部分會深入內側，形成區分大腿前後側的膜，因此若是髂脛束過度僵硬時，很容易影響髖關節的運作。

補充 「側邊肌筋膜連結」的下半身可穩定膝蓋，避免膝蓋朝往外側。

讓下半身縮起的動作

執行側棒式等動作時會用到的連結。

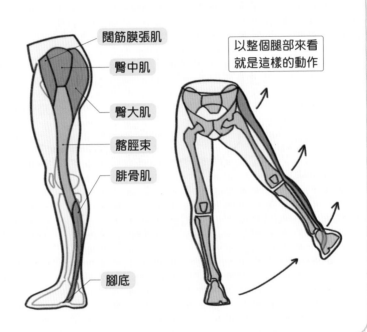

闊筋膜張肌

臀中肌

臀大肌

髂脛束

腓骨肌

腳底

以整個腿部來看就是這樣的動作

說明

整條腿往正側面抬起時，會用到整條「側邊肌筋膜連結」。三塊肌肉會使髖關節往外移動，膝蓋下方則在腓骨肌的運作下，使腳踝往外轉動。而當腿部往正側邊抬起的時候，髖關節的一般可動範圍只有45度左右。不過實際上要抬到超過45度時，還需要搭配髖關節的外轉（往外扭轉的動作），因此會動用到其他區塊的連結。

補充　「側邊肌筋膜連結」可在單腳站立時，幫助骨盆保持水平。

41

讓全身縮起的動作

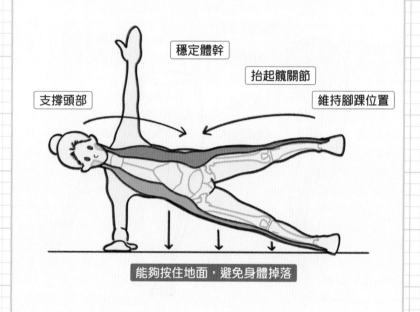

體幹穩定的話，手臂與腿部動起來就更輕鬆。

穩定體幹

抬起髖關節

支撐頭部

維持腳踝位置

能夠按住地面，避免身體掉落

說明

在執行側棒式或側彎等動作時，整個「側邊肌筋膜連結」都會收縮。這時藍色的線條能夠支撐身體，避免臀部掉落至地面；粉紅色的線條則具有抬起頭部、體幹與腿部的作用。由於「側邊肌筋膜連結」也與前後平衡的控制有關，所以做出如圖的動作時，如果全身會搖搖晃晃的話，就可能是沒有用到「側邊肌筋膜連結」。

補充 側棒式動作會對肩關節造成很大的負擔，所以請循序漸進，不要搶快。

讓全身伸展的動作

做伸展運動的時候，按部位進行會比較輕鬆。

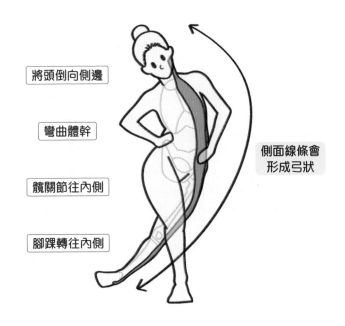

將頭倒向側邊

彎曲體幹

髖關節往內側

腳踝轉往內側

側面線條會形成弓狀

說明

身體側面形成弓狀的時候，就會伸展到「側邊肌筋膜連結」。想要流暢做出這個動作時，肋骨的側面要張開、肋骨與骨盆之間的空間要拓寬、髖關節的側面也要伸展開來。在執行伸展運動的時候，請不要直接模仿插圖，按部位慢慢做出來會比較安全。其中頸部與腳踝特別容易發生疼痛，所以請謹慎執行。

大腿的連結

髂脛束變硬的話，膝蓋外側就容易疼痛。

區隔膕旁肌與股四頭肌的膜

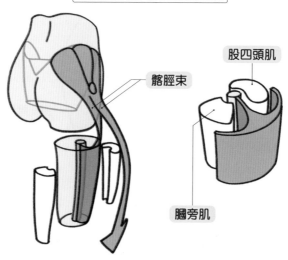

股四頭肌

髂脛束

膕旁肌

大腿側面的髂脛束一部分，會銜接至包裹整個大腿的膜，同時還是區隔肌肉的膜，稱為肌間隔。肌間隔僵硬的話，周邊肌肉就無法順暢運動。試著用將肌肉分開的感覺，拿網球等按摩該處，將有助於改善大腿的動作。

補充　髂脛束是筋膜變肥厚所形成的組織。

第 (4) 章

螺旋

的肌筋膜連結

螺旋的肌筋膜連結

兩條螺旋連結裹住全身，並與身體的扭轉運動有關。

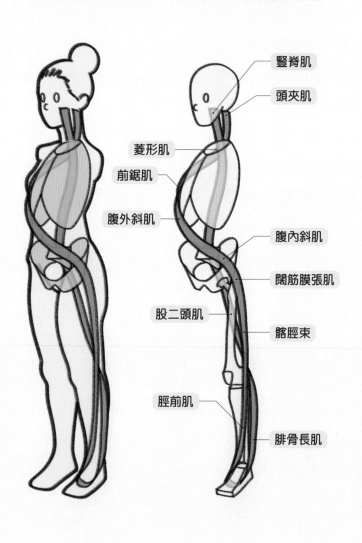

豎脊肌

頭夾肌

菱形肌

前鋸肌

腹外斜肌

腹內斜肌

闊筋膜張肌

股二頭肌

髂脛束

脛前肌

腓骨長肌

說明

「螺旋肌筋膜連結」會以纏繞在身上的感覺伸展,在維持身體穩定的同時,在各部位扭轉時發揮作用,並可調節深層的扭轉。因此舒緩「螺旋肌筋膜連結」的緊繃時,會使身體恢復原始的扭轉狀態。尤其骨盆以下的「螺旋肌筋膜連結」與膝蓋方向、足弓有密切關係,所以也必須負責「支撐腿部平衡」這麼重要的工作。

日常注意

想要改善膝蓋疼痛或腿部平衡的時候,不要僅著眼於特定部位,而是應思考腳底至骨盆一帶的連結狀況(P.52、P.53)。唯有像這樣綜觀整體,才能夠實現最根本的改善。請各位在運動時,務必留意全身的平衡,以及動作之間的連鎖關係。

更進一步了解

只要理解各部位肌肉互相拉扯的狀況,就較易使骨頭回到原本的位置。舉例來說,菱形肌與前鋸肌會產生交互作用,同時發揮將肩胛骨拉向另一側的力量。只要某側拉伸越大,就會導致肩胛骨脫離原本的位置。而腳踝的脛前肌與腓骨長肌也具有相同的關係性(P.118)。

上半身

如安全帶一樣纏繞著上半身。

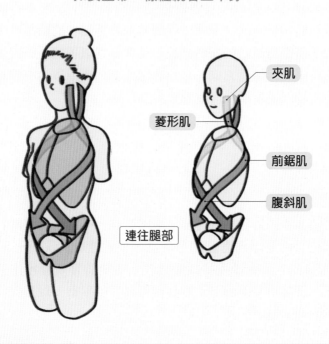

夾肌

菱形肌

前鋸肌

腹斜肌

連往腿部

說明

「螺旋肌筋膜連結」的上半身起始於其中一側的後頭部，
經由另一側的肩胛骨內側，像安全帶一樣繞過腹部通往另
一側的骨盆。駝背的人有夾肌與菱形肌過度伸長的傾向，
且前鋸肌或腹斜肌容易偏短。這裡不妨在執行促進肩胛骨
與頸部活動的運動之餘，也做點腹部的伸展運動。

讓螺旋連結縮起的動作

脊椎的細小肌肉不動的話，就很難做出這個動作。

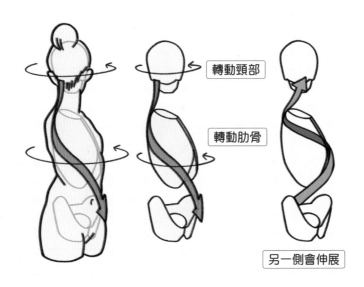

轉動頸部

轉動肋骨

另一側會伸展

說明

上半身的「螺旋肌筋膜連結」縮短時，就會形成往後回頭的動作。由於身體的兩側都有「螺旋肌筋膜連結」，所以因回頭而導致其中一側的連結縮短時，另一側就會伸長。如果其中一個方向回頭有困難時，就可能是其中一側的連結過短所致。而除了「螺旋肌筋膜連結」以外，脊椎上的細小肌肉也會在身體扭轉時發揮作用。

補充 豎脊肌的運動對扭轉動作來說同樣很重要。

菱形肌與前鋸肌

失衡的話肩胛骨位置會產生變化。

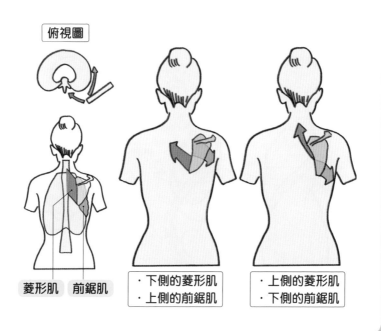

俯視圖

菱形肌　前鋸肌

・下側的菱形肌
・上側的前鋸肌

・上側的菱形肌
・下側的前鋸肌

行經肩胛骨內側往腹部方向發展的前鋸肌，與朝著脊椎方向發展的菱形肌具有互相拉扯的關係性。前鋸肌會把肩胛骨往前拉，菱形肌則會將肩胛骨往後拉。因此肩胛骨最理想的狀態，就是像左邊插圖一樣，內側邊緣幾乎垂直。如果兩塊肌肉中有一部分像中間與右邊插圖一樣縮短，就會使其中一側的拉力形成優勢，導致肩胛骨往該處迴轉，進而影響肩膀的動作或姿勢。

腿部的螺旋連結

有時也會影響到膝蓋方向等。

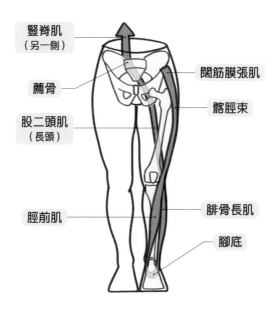

豎脊肌
（另一側）

薦骨

股二頭肌
（長頭）

脛前肌

闊筋膜張肌

髂脛束

腓骨長肌

腳底

説 明

「螺旋肌筋膜連結」的下半身會從骨盆經過大腿側面，接著通過小腿前往腳底。在腳底轉了一個U字彎後，沿著腓骨往上，最後連往大腿後側與薦骨。這邊請想像成騎馬時的下半身鎧甲，相信就會比較好理解了。下半身的「螺旋肌筋膜連結」主要功能是在穩定整體腿部、調節各部位的迴旋。

腿部平衡①

如果是插圖這種狀態，腳掌心就很容易垮掉。

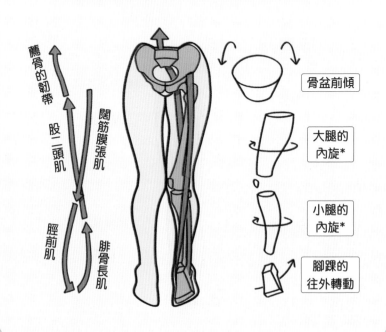

薦骨的韌帶

股二頭肌

闊筋膜張肌

脛前肌

腓骨長肌

骨盆前傾

大腿的內旋*

小腿的內旋*

腳踝的往外轉動

說明

「螺旋肌筋膜連結」的整體形狀，就像是從骨盆前後吊起腳底一樣，會使骨盆斜度與腳踝互相影響。中間的膝蓋則會按照上下狀態，朝內或朝外以調整平衡。而上圖就是骨盆前傾、內側足弓崩塌、中間膝蓋朝內的狀態，也就是所謂的X型腿。

補充 內旋＝往內扭轉。 ※還有上圖以外的類型。

腿部平衡②

一般來說，骨盆後傾會導致○型腿。

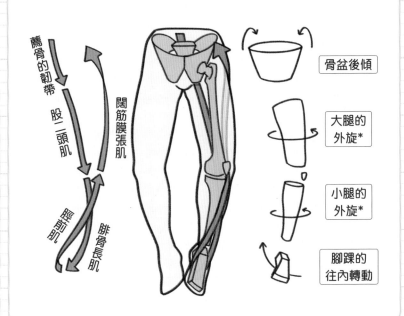

薦骨的韌帶

股二頭肌

脛前肌

闊筋膜張肌

腓骨長肌

骨盆後傾

大腿的
外旋*

小腿的
外旋*

腳踝的
往內轉動

說明

這裡與上一頁相反──骨盆後傾的話，體重就容易落在腿
的外側，使中間膝蓋朝外移動，成為所謂的○型腿。這時
最重要的就是為大腿緩解伸展造成的壓力。將腿部視為弓
的話，內側（深層的肌筋膜連結）就等於弦，因此藉由緩
解肌肉緊繃使內側變長同樣也很重要。

補充　外旋＝往外扭轉。　※還有上圖以外的類型。

讓螺旋連結伸展的動作

分開思考上半身與下半身的動作。

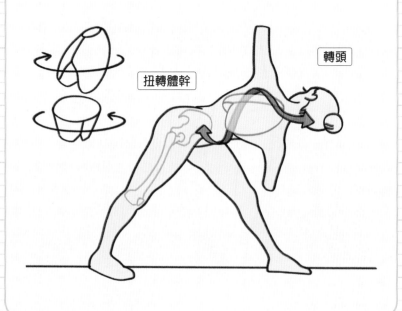

轉頭

扭轉體幹

說明

「螺旋肌筋膜連結」的上下半身雖然會互相連動，但是基本上以骨盆為基準，分開思考上下半身會比較妥當。像上圖這種扭轉身體的姿勢，主要動到的就是上半身的「螺旋肌筋膜連結」，圖中這條線會伸展，另外一側則會縮短。在扭轉上半身的時候必須固定骨盆，因此核心與下半身的強度就格外重要。

補充　據說做出扭轉身體的姿勢有助於活化內臟功能。

第 5 章

深層
的肌筋膜連結

深層的肌筋膜連結

從深層輔助呼吸、姿勢、步行等。

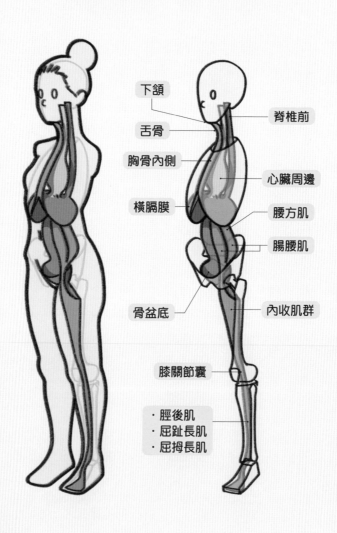

下頷

舌骨

胸骨內側

橫膈膜

骨盆底

脊椎前

心臟周邊

腰方肌

腸腰肌

內收肌群

膝關節囊

·脛後肌
·屈趾長肌
·屈拇長肌

補充　方便讀者理解，以顏色區分，實際上全部都連在一起。

說 明

「深層肌筋膜連結」是通過身體中心的複雜連結，起始於顱骨底部與下頜之間，接著經過喉嚨周邊、肋骨中間後朝向橫膈膜。並在橫膈膜一分為二，個別從髖關節出來後經過內收肌、小腿深處，最終結束於腳底。「深層肌筋膜連結」與動作的關聯性較小，主要是從身體內側實現輔助功能，因此心情緊張時也會影響到姿勢或呼吸。

日 常 注 意

可將「深層肌筋膜連結」視為身體內側的軸。各位不妨想像成是從下方支撐頭部的骨架——雙腿內的兩條支柱，經過骨盆底與橫膈膜後匯集。這樣就會比較知道怎麼留意姿勢，以改善腹部或肋骨內空間緊迫的問題。

更 進 一 步 了 解

下半身的「深層肌筋膜連結」負責提起內側足弓，也會與「側邊肌筋膜連結」一起維持腿部內外平衡。上半身的「深層肌筋膜連結」則會從內側支撐姿勢，並會對頭頸部的平衡等產生影響。

頸部～橫膈膜

想要頭部維持在正確位置，橫膈膜的狀態就非常重要。

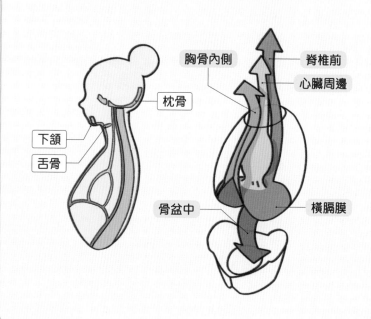

胸骨內側
脊椎前
心臟周邊
枕骨
下頷
舌骨
骨盆中
橫膈膜

說明

頸部至橫膈膜間的「深層肌筋膜連結」是由三條線組成。插圖省略了側面，但其實會從枕骨與下頷穿越喉嚨，接著以覆蓋整個肋骨內部的方式連往橫膈膜。仔細觀察這三條連結，就可以看出橫膈膜緊繃時，會如何限制脊椎與肋骨的動作，甚至可能影響到頭部位置。

補充 插圖上的水藍色線條有點簡化，實際上完全覆蓋肋骨內部。

橫膈膜～骨盆底

想要拓寬腹部空間時，內收肌就相當重要。

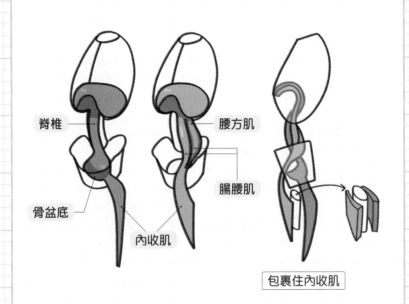

脊椎

腰方肌

骨盆底

腸腰肌

內收肌

包裹住內收肌

說明

橫膈膜以下有兩條肌筋膜連結的路徑，其中一條會從脊椎前面下降至骨盆底，另外一條會通過髖關節的肌肉。這些連結會從骨盆底與鼠蹊部出發，以夾著骨盆的感覺朝向髖關節。橫膈膜是呼吸的肌肉，會與骨盆底一起影響腹壓。此外這個區塊的連結與髖關節的腸腰肌相連，所以對步行來說也很重要。

髖關節一帶

這區塊的連結對拓寬脊椎前空間來說很重要。

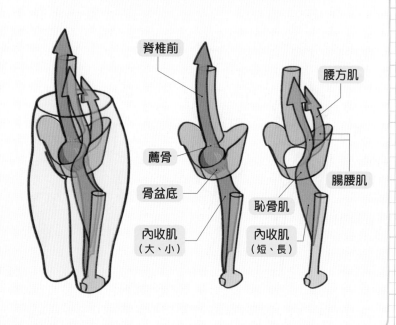

脊椎前

腰方肌

薦骨

骨盆底

腸腰肌

恥骨肌

內收肌
（大、小）

內收肌
（短、長）

說明

「深層肌筋膜連結」分成兩條路徑，分別是從髖關節從骨盆底通往大腿，以及經過鼠蹊部通往大腿。這兩條線會一前一後包裹內收肌，並延伸至膝蓋後側。緩解這兩處內收肌與骨盆底附近的緊繃，可使「深層肌筋膜連結」更易往上伸展，確保脊椎與腹部空間更長，讓身體可以不靠背肌輕鬆維持端正姿勢。

補充 脊椎前＝前縱韌帶（覆蓋脊椎前面的韌帶）

深層的肌筋膜連結 - 05

骨盆～腳底

這區塊的連結對腿部內外均衡來說很重要。

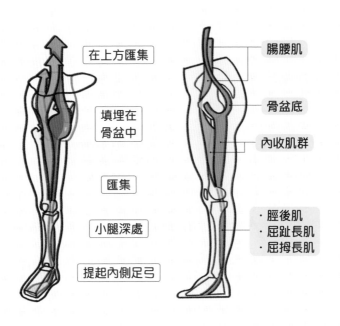

在上方匯集

填埋在
骨盆中

匯集

小腿深處

提起內側足弓

腸腰肌

骨盆底

內收肌群

・脛後肌
・屈趾長肌
・屈拇長肌

說明

「深層肌筋膜連結」會從骨盆的兩個方向包裹內收肌後朝向膝蓋後方，接著通往小腿深處，以潛入腳掌心的感覺結束於腳底。而這一區的連結，會與「側邊肌筋膜連結」一起維持腿部內外平衡。雖然小腿深處肌肉具有提起內側足弓的功能，但是足弓垮掉的話，就會反過來妨礙往骨盆的伸展。

腹部內側

深層肌筋膜連結與內臟息息相關喔。

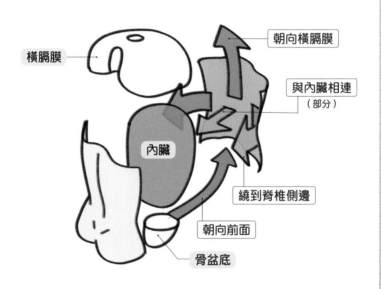

橫膈膜

朝向橫膈膜

與內臟相連
（部分）

內臟

繞到脊椎側邊

朝向前面

骨盆底

「深層肌筋膜連結」會以包裹整體腹部的感覺伸展，往上是橫膈膜、往下是骨盆底，同時還會繞行側面朝向脊椎。此外「深層肌筋膜連結」還會從肚臍連往肝臟、膀胱等，並透過橫膈膜與肝臟相連、透過骨盆底與膀胱相連，其中橫膈膜還會銜接至其他臟器。腹部中的膜類除了本書所介紹的之外，還有許多不一樣的類型，因此腹部（內臟）的狀態對「姿勢、動作」來說非常重要。

第 6 章

運動

的肌筋膜連結

三種運動的肌筋膜連結

這是透過體幹與手臂、腿部相連的連結。

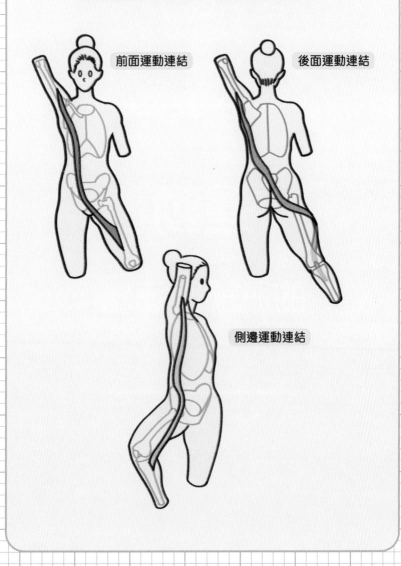

前面運動連結

後面運動連結

側邊運動連結

說 明

身體有三個主要用在運動的肌筋膜連結，會與其他連結互相配合，在各式各樣的動作上發揮作用。身體前面與後面各有一條路徑為對角線的肌筋膜連結，可以在打網球發球時、打高爾夫球揮桿時，讓四肢與體幹合而為一，以形成強勁有力的動作。位在側面的肌筋膜連結，則會在吊單槓、游泳等雙腳無法著地時穩定體幹，以利手臂擺動。

日 常 注 意

運動時肩膀或手肘容易痛的人，多半是因為沒辦法讓「手臂的肌筋膜連結」與「運動的肌筋膜連結」互相配合所致。想要能夠擊出強勁的力道，就要留意讓「運動的肌筋膜連結」與手臂發揮連動性的作用。

更 進 一 步 了 解

相較於其他連結，「運動的肌筋膜連結」對姿勢的影響力較小。但是每一塊肌肉都會影響到姿勢，因此在正式進入本章之前想先提醒各位，無論如何，在進行伸展運動或任何運動時，都多方搭配各處連結，進行全面性的鍛鍊會比較好。

前面運動連結

這是運動時常用到的肌筋膜連結。

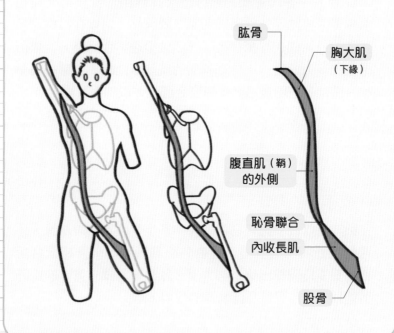

肱骨

胸大肌
（下緣）

腹直肌（鞘）
的外側

恥骨聯合

內收長肌

股骨

說明

身體前面有條斜向的連結，從手臂跨至另一側的大腿。這條「前面運動連結」會從胸大肌經過腹直肌外側，經由恥骨銜接至大腿內側的內收長肌。這條連結運作時，就會使位在對角線兩端的手臂與腿部互相靠近。像棒球的投球動作，就會透過這條連結將體幹的力量傳達至手臂。

補充

腹直肌鞘＝包裹腹直肌的膜。

後面運動連結

會與「前面運動連結」一起運作。

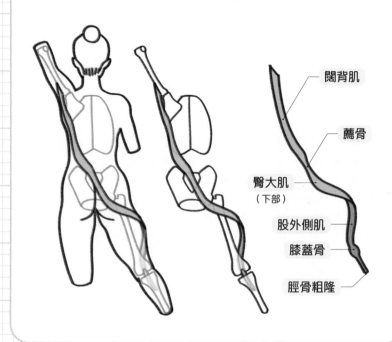

- 闊背肌
- 薦骨
- 臀大肌（下部）
- 股外側肌
- 膝蓋骨
- 脛骨粗隆

說明

身體背面也有從手臂跨至另一側腿部的斜向連結。這條「後面運動連結」會從背部的闊背肌穿越薦骨，銜接至另一側的臀部後繞過大腿，一路延伸至小腿。這條肌筋膜連結運作時，能夠使手臂與另一側的腿在背後互相接近。由於前後的運動連結會一起運作，所以只要其中一條變得僵硬，另外一條就會跟著失去靈活度。

補充 股外側肌＝股四頭肌的外側部分。

使前面運動連結伸展的動作

會在打網球或排球時伸展。

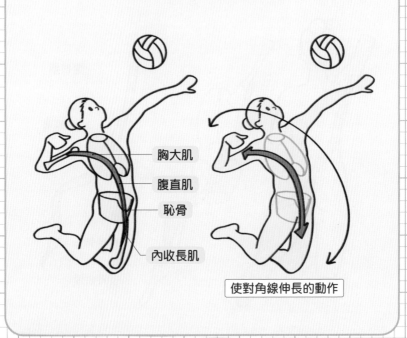

胸大肌

腹直肌

恥骨

內收長肌

使對角線伸長的動作

說明

打排球殺球時、打網球發球前，手臂與另一側腿部間的距離會拉開，這時的「前面運動連結」就處於伸長的狀態。人體就是靠著這種伸縮性（彎曲），將體幹的力量傳遞至手臂。不妨想像成釣竿——想要將路亞*拋得遠，就須讓釣竿有適度的彎曲，才能夠將手部力量傳遞至釣竿的尖端。這時「前面的肌筋膜連結」也會對動作有所貢獻。

※路亞（lure），又稱假餌或擬餌，用於假餌釣魚的人造仿生魚餌。

使前面運動連結縮短的動作

連結運作的方式會隨著手臂揮下的角度而異。

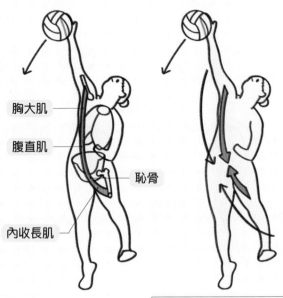

胸大肌

腹直肌

恥骨

內收長肌

使對角線上的手臂與腿互相靠近

說明

「前面運動連結」縮短時，手臂與另一側腿部的距離就會拉近。如前頁所述，身體反折有助於力量的積蓄，進而在「彎曲」的線條回彈時做出強而有力的動作。因此想要賦予手臂動作強勁的力量時，就必須重視體幹的運作。這時會動用到的不只有形成對角線的「前面運動連結」，當手臂往下揮的角度接近垂直時會搭配「前面的肌筋膜連結」，接近水平時會搭配「螺旋的肌筋膜連結」。

運動的肌筋膜連結 - 06

使後面運動連結伸展的動作

高爾夫球上桿的時候會伸展。

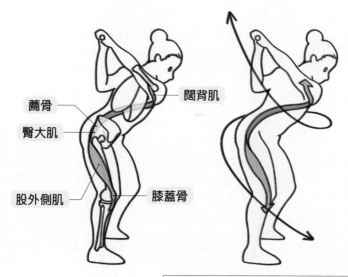

闊背肌

薦骨

臀大肌

股外側肌

膝蓋骨

連同手臂與腿部在內的全身扭轉運動

說明

「後面運動連結」是從手臂行經身體背後，連往另一側的膝蓋。在進行高爾夫球的上桿動作時，這個連結就會以纏繞身體的方式伸展開。採右手揮桿的時候，左臂至右邊膝蓋之間的連結會負責伸展以積蓄力量，若右膝蓋隨著體幹移往外側，這個連結的伸展（張力）就會變弱，進而使打擊力偏弱。

補充 「螺旋連結」會同時發揮強力作用。

70

使後面運動連結縮短的動作

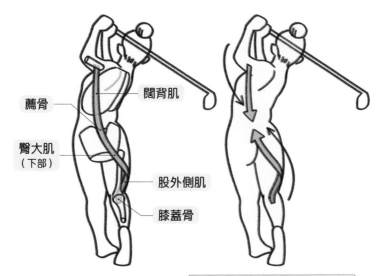

會與螺旋的肌筋膜連結一起運作。

闊背肌

薦骨

臀大肌（下部）

股外側肌

膝蓋骨

手臂與腿部會在背側互相靠近

說明

手臂從身後靠近另一側的腿部時，就屬於「後面運動連結」縮短的狀態。打高爾夫球等的時候，「後面運動連結」與「前面運動連結」一樣會先積蓄力量（張力），使闊背肌與臀大肌得以發揮強勁的力道。除了這種會扭轉身體的動作外，俯臥在地，用互為對角線兩端的手臂與腿部撐起身體的動作，同樣會用到「後面運動連結」。

補充 「後面連結」也會運作。

側邊運動連結

在吊單槓等做出懸掛動作時會派上用場。

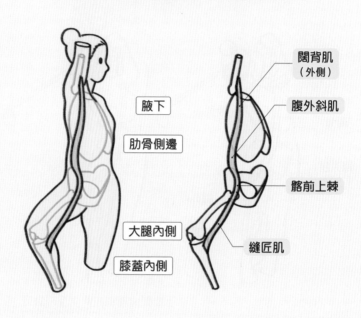

腋下

肋骨側邊

大腿內側

膝蓋內側

闊背肌（外側）

腹外斜肌

髂前上棘

縫匠肌

說明

身體側面有條連結，是從腋下連往肋骨、骨盆與大腿內側。在吊單槓等雙腿不會著地的情況下，這條連結具有穩定體幹的功能。在游泳等擺動手臂的時候，同樣會用到這條連結。做伸展運動的時候，做到雙手高舉、身體往側邊倒下這個動作時，就會透過腋下或肋骨側面的伸展感，感受到這條連結的存在。

補充

類似雙手懸掛，下拉背部等的運動，同樣會用到「側邊運動連結」。

運動的肌筋膜連結 - **09**

用到側邊運動連結的動作

游泳的自由式等也會用到這個連結。

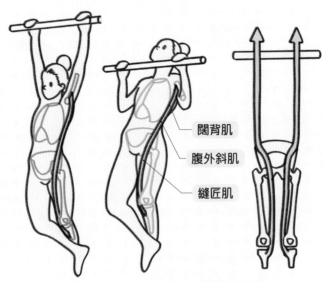

闊背肌

腹外斜肌

縫匠肌

主要與雙腿沒有著地的手部運動有關

說明

「側邊運動連結」會在身體做出懸掛動作時穩定體幹。這時主要用到的肌肉是闊背肌，以體育運動來說，像體操吊環這種握把沒有固定住的情況，或是游泳採自由式時手臂要往後划動的時候，「側邊運動連結」都會派上用場。一般認為做出懸掛動作時僅用到手臂肌肉，但是其實這時「側邊運動連結」也會發揮支撐體幹與下半身的作用。

體幹與手臂的連結

前鋸肌與這個連結一樣重要

請參照各頁

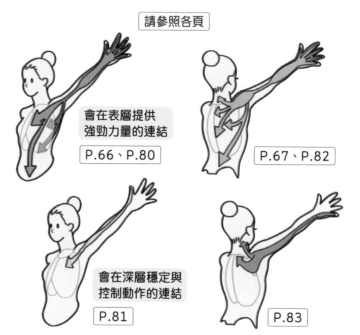

會在表層提供
強勁力量的連結

P.66、P.80

P.67、P.82

會在深層穩定與
控制動作的連結

P.81

P.83

頻繁使用手臂的網球、棒球等運動,很重視將體幹力量傳遞至手臂時的效率。這時身體前後的「運動肌筋膜連結」與表層的「手臂肌筋膜連結」會合而為一,一起形成巨大的力量。而位在深層的「手臂肌筋膜連結」則可穩定肩膀動作,發揮輔助表層動作的功能。從事任何運動時,表層與深層的平衡都非常重要。

第 **7** 章

手臂

的肌筋膜連結

四個手臂的肌筋膜連結

所有手臂運作都仰賴這4個連結。

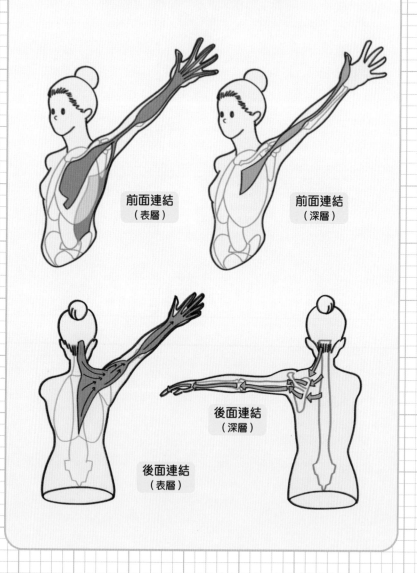

前面連結
（表層）

前面連結
（深層）

後面連結
（深層）

後面連結
（表層）

說明

手臂有四條連結體幹與指尖的連結，前側兩條、後側兩條，且各自分成表層與深層。表層連結會通往較大塊的肌肉，並與「運動的肌筋膜連結」相連，主要在較大的動作派上用場；深層接觸到的多半是微調手臂、肩膀動作的肌肉，會在做出細緻動作時派上用場。

日常注意

人們往往以為負責支撐頭部重量的是體幹與下半身，從體幹垂下的手臂理應與姿勢無關。但是大量使用電腦、過度使用手臂與肩膀時，「手臂的肌筋膜連結」會產生拉扯頭部的力量。所以建議透過伸展運動，同時緩解肩膀與手臂的緊繃。

更進一步了解

想要理解這四條肌筋膜連結時，不妨想像鳥類的翅膀。（P.84將進一步說明）
請像鳥一樣將雙臂張開於側邊，並使手掌朝下，如此一來：①「前面連結的表層」就在迎向空氣的翅膀下面。②「後面連結的表層」就是朝向天空的翅膀上面。③「前面連結的深層」是改變空氣阻力的翅膀前緣。④「後面連結的深層」則位在後緣。

手臂前面連結（整體）

手臂僵硬時會對肋骨等的動作產生影響。

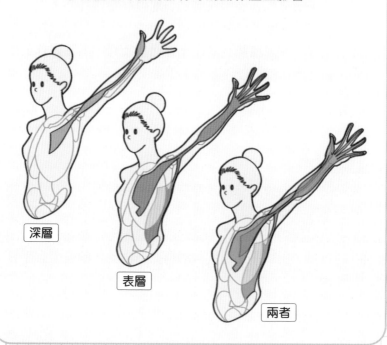

深層

表層

兩者

說明

「手臂前面連結」分成表層與深層。表層有大塊肌肉以從前後包覆肋骨的感覺伸往肩膀；深層則從胸口伸往肩胛骨的一部分。上臂的「表層連結」會行經骨骼附近，「深層連結」則會穿越肌肉，到了下臂時則會反過來。表層通常主掌大動作，深層與細微動作相關，握取物品的動作則會同時動用到兩者。

手臂後面連結（整體）

表層與深層的平衡是很重要的。

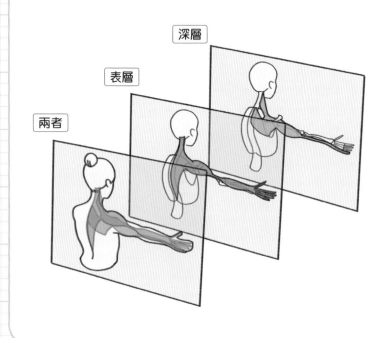

深層

表層

兩者

說明

「手臂後面連結」分成表層與深層。表層會從背部連往三角肌，深層起始於脊椎，並以覆蓋肩胛骨的感覺通往手臂。「手臂後面連結」與上一頁的說明相同，表層主掌大動作，深層與細微動作相關，而手臂伸到背後時就會同時動用到兩者。P.138將詳細說明──「手臂連結」行經肌肉與骨頭的比例，會隨著部位不斷交換。

手臂前面連結（表層）

胸大肌與闊背肌都是肩膀的內旋肌。

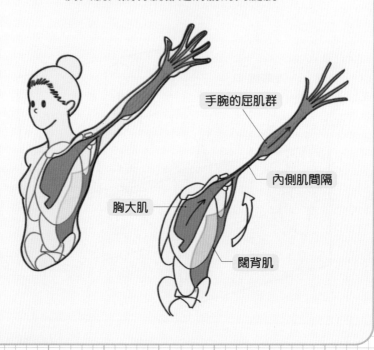

手腕的屈肌群

內側肌間隔

胸大肌

闊背肌

說明

「手臂前面連結（表層）」會分別從胸口與背部出發，以夾住肋骨的感覺在腋下會合。接著會通過上臂肌肉與肌肉之間，連往主宰「握」這個動作的肌肉（手腕屈肌群）。體幹的胸大肌與闊背肌與「運動的肌筋膜連結」相連，在網球發球或游泳自由式的時候，就是藉此將體幹力量傳遞至手掌。

補充

內側肌間隔＝肌肉與肌肉之間。 手腕區肌群＝手腕彎曲會用到的肌肉。

手臂前面連結（深層）

胸小肌會透過筋膜進一步接續至鎖骨下肌。

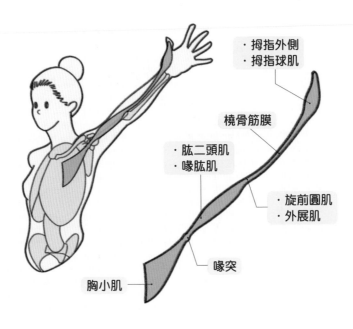

・拇指外側
・拇指球肌

橈骨筋膜

・肱二頭肌
・喙肱肌

・旋前圓肌
・外展肌

喙突

胸小肌

說明

「手臂前面連結（深層）」起始於胸大肌深處，會經由肩胛骨的一部分（喙突）朝向肱二頭肌。接著從手肘沿著骨頭伸往大拇指。胸小肌透過筋膜連往鎖骨，並會從肋骨與鎖骨一帶輔助肩膀動作。由於這條連結與大拇指的掌控等有關，因此經常用到大拇指的治療師等，容易出現「手臂前面連結（深層）」短縮的問題。

補充　喙突＝從前側觀察身體時，可看見的肩胛骨突出處。

手臂後面連結（表層）

試著做出雙手朝向天空伸展的動作吧。

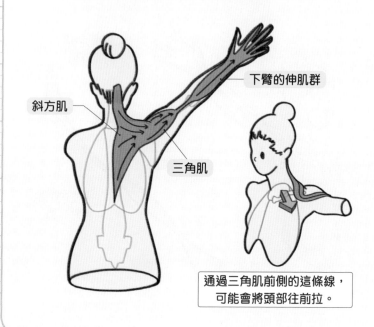

下臂的伸肌群

斜方肌

三角肌

通過三角肌前側的這條線，
可能會將頭部往前拉。

說明

「手臂後面連結（表層）」會從後頭部沿著脊椎大範圍擴
散開，並在肩膀穿越三角肌，從上臂外側進入肌肉與肌肉
之間，並一路延伸到反折手腕用的下臂肌肉。網球的反手
拍、拿取物品時，都會用到「手臂後面連結（表層）」。
手臂肌肉僵硬時，會透過這條連結將緊繃問題擴散至肩
頸，其中斜方肌更是以容易僵硬聞名的肌肉。

補充　下臂的伸肌群＝手腕反折時用到的肌肉。

手臂後面連結（深層）

連結著提肩胛肌與頭部的小塊肌肉。

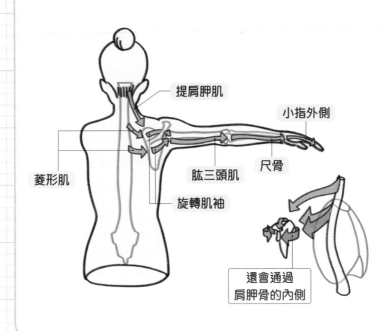

提肩胛肌

小指外側

菱形肌

肱三頭肌

尺骨

旋轉肌袖

還會通過
肩胛骨的內側

說明

「手臂後面連結（深層）」會從脊椎朝向肩胛骨發展，並以覆蓋整個肩胛骨與肩膀關節的感覺通往肱三頭肌，接著經由下臂骨骼結束於小指的外側。做出水平手刀的動作時，這條連結會合而為一以穩定關節。四肢趴地時則會與「手臂前面連結（深層）」一起穩定手臂，避免左搖右晃狀況出現。

補充 頭部的小塊肌肉＝頭外直肌。

手臂連結的記法

雖然不是按照鳥類解剖學,但是這樣會比較好記。

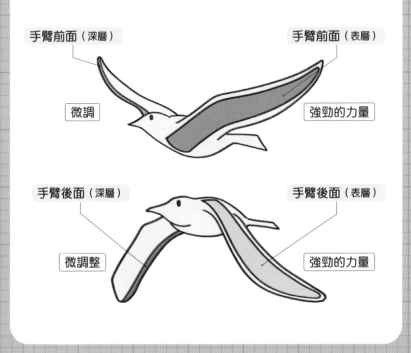

手臂前面(深層)　　　　　　　　　　**手臂前面(表層)**

微調　　　　　　　　　　　　　　　　　強勁的力量

手臂後面(深層)　　　　　　　　　　**手臂後面(表層)**

微調整　　　　　　　　　　　　　　　　強勁的力量

四條「手臂的肌筋膜連結」完全覆蓋了體幹與指尖之間。想要記住這些連結的位置與功能,只要想像成鳥的身體就會好記許多。兩條表層連結主宰揮動翅膀所需的強勁力量,兩條深層連結則用在為了應付空氣阻力等而做出的細緻調整。深層連結至大拇指與小指,表層則連至其他手指(包括小指與大拇指)。這樣應該就好記多了。

第 **8** 章

骨盆、髖關節

的肌筋膜連結

骨盆一帶

骨盆平衡與髖關節肌肉關係密切。

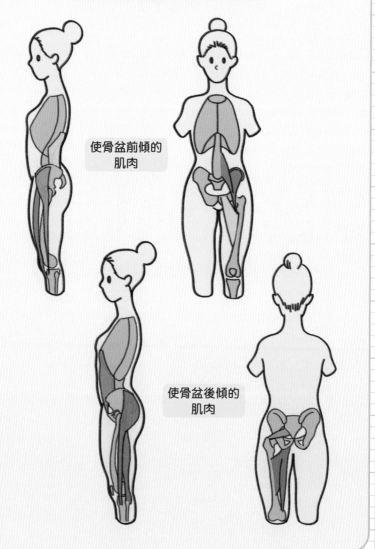

使骨盆前傾的
肌肉

使骨盆後傾的
肌肉

說明

骨盆位在上下半身相接的位置，往上有脊椎、往下有髖關節，因此與許多動作息息相關，對姿勢來說也是非常重要的部位。所以要是體幹或髖關節處的肌肉僵硬，骨盆就很容易失衡。骨盆還有從下方支撐內臟的功能，所以包裹內臟的膜緊繃時，骨盆也會受到影響。

日常注意

想要改善骨盆前傾或後傾的問題時，就必須綜觀全身狀況。一般來說，在判斷該鬆緩哪塊肌肉時，基準是該肌肉是從骨盆前側還是後側通往髖關節。因為前側肌肉容易使骨盆前傾，後側則容易造成後傾。

更進一步了解

姿勢不佳者，通常坐著時會讓骨盆放平，然而對身體造成負擔最低的坐姿，是將身體放在骨盆的坐骨上。正確以坐骨去坐時，腹部空間自然會變得寬敞，並使腹壓更易進入，是能夠自然感覺到身體軸心的姿勢。經常坐在電腦前導致頸部或背部不舒服的人，請務必試著調整坐姿。

骨盆的前傾①

骨盆的過度前傾，容易對腰部造成負擔。

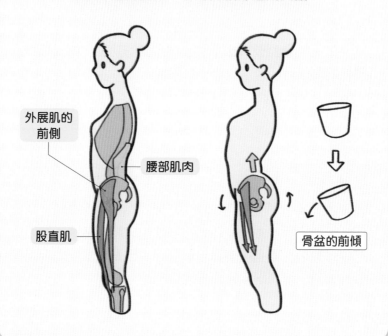

外展肌的前側

腰部肌肉

股直肌

骨盆的前傾

說明

從側邊觀察身體時位在髖關節前側的肌肉，容易使骨盆前傾。主要造成如此影響的肌肉，是大腿前側、通過骨盆側面（靠前）的肌肉。因此腰部肌肉緊繃時，就容易發生骨盆前傾。骨盆前傾會導致脊椎弧度變大，肋骨也比較容易張開。想要改善這個問題時，可以嘗試有助於鬆緩髖關節前側並提高腹壓的運動。

補充　外展肌（髖關節的）＝從側邊將腿部往上提的肌肉。

骨盆的前傾②

鼠蹊部附近有許多使骨盆前傾的肌肉。

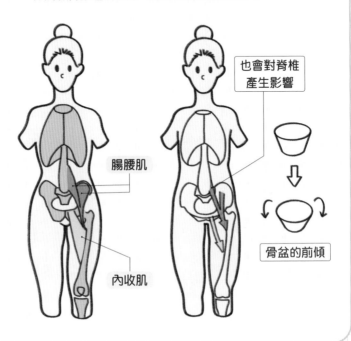

也會對脊椎產生影響

腸腰肌

內收肌

骨盆的前傾

說明

接下來從正面探討骨盆前傾──腸腰肌（髖關節彎曲所用的肌肉）會從骨盆中與脊椎連往髖關節。這塊肌肉太短時，會將骨盆與脊椎往前拉，導致骨盆前傾或腰椎前彎。恥骨中與內收肌相連，同樣也會將骨盆往前拉。前一頁介紹的以表層肌肉為主，但是腸腰肌屬於深層肌肉。因此在執行伸展運動時，留意肌肉的深層與表層，將有助於選擇適當的運動類型。

骨盆的後傾 ①

骨盆後傾容易造成駝背。

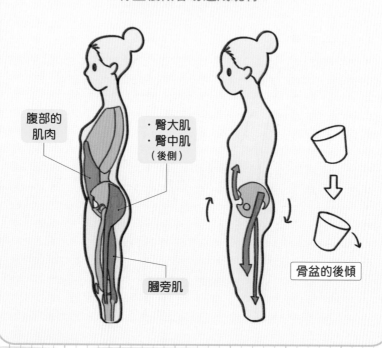

腹部的
肌肉

・臀大肌
・臀中肌
（後側）

膕旁肌

骨盆的後傾

說明

從側邊觀察身體時位在髖關節後側的肌肉，容易使骨盆後傾。膕旁肌會將「後面肌筋膜連結」的坐骨與薦骨往下拉，並與骨盆後傾、腰部弧度減少有關。再加上前側的腹部會將恥骨往上提，因此長時間採用將骨盆放平的坐姿時，插圖上的肌肉就容易縮短。

補充　坐骨＝骨盆最底部與椅子座面相接的骨頭。

骨盆的後傾②

骨盆後傾時，臀部位置也會下降。

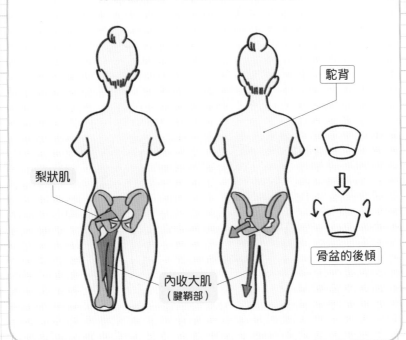

梨狀肌

駝背

內收大肌
（腱鞘部）

骨盆的後傾

說明

臀部深處有梨狀肌等髖關節的深層肌肉，這些肌肉僵硬會導致髖關節變得不靈活，還會使骨盆難以移往前傾的位置。此外有一部分內收肌會在骨盆底部伸展，這些肌肉同樣與骨盆後傾有關。骨盆的傾斜狀況與周遭所有組織都密不可分，因此無論做什麼樣的伸展運動，都可以對骨盆傾斜問題產生效果。

骨盆前傾與往前位移

這兩個問題都會在日常站立時對腰部造成負擔。

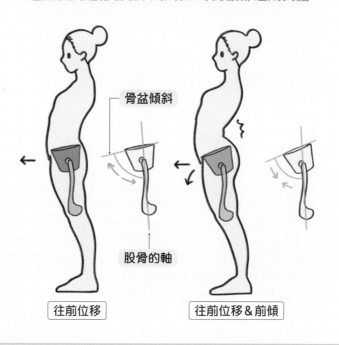

骨盆傾斜

股骨的軸

往前位移

往前位移&前傾

說明

骨盆方面的動作有前傾與往前位移這兩種，前傾指的是往前傾斜，往前位移指的是骨盆移動到比其他部位還要靠前的位置。跳舞的時候，若是要將骨盆移往前方，就必須伸展髖關節的根部。如果骨盆已經固定前傾，造成髖關節根部縮短，那麼要將骨盆往前移動時，就得仰賴腰部的動作彌補髖關節的伸展不足，如此一來就容易腰痛。

內收肌的連結

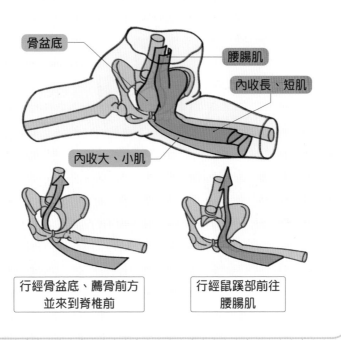

從腿部進入身體內側的軸會通過這裡。

- 骨盆底
- 腰腸肌
- 內收長、短肌
- 內收大、小肌

行經骨盆底、薦骨前方
並來到脊椎前

行經鼠蹊部前往
腰腸肌

説明

髖關節到骨盆之間有兩條肌筋膜連結，會分別行經鼠蹊部
與骨盆底。經過鼠蹊部的這條連結，會對骨盆前傾產生影
響；通過骨盆底的這條連結，與大腿後面的膕旁肌關係密
切，因此會對骨盆後傾產生影響。這兩條連結與腳底往身
體內側的軸路徑相同，不僅能夠從內側穩定骨盆，也能夠
在站立時避免腿部外側變得緊繃。

大腿筋膜的分區

放鬆區隔肌肉的筋膜後，各肌肉動起來會比較靈活。

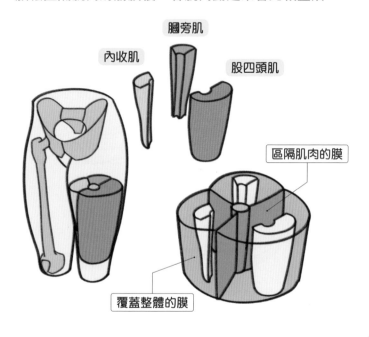

臑旁肌

內收肌

股四頭肌

區隔肌肉的膜

覆蓋整體的膜

覆蓋整個大腿的筋膜，會在往骨頭伸展後，變化成將肌肉切割成三個區塊的膜。這幾個區塊分別是：①髖關節彎曲與膝蓋伸展時會用到的股四頭肌。②髖關節伸展與膝蓋彎曲時會用到的臑旁肌。③從內側貼近腿部的內收肌。這些肌肉都互相連結，因此做伸展運動的時候，相較於針對單一肌肉，同時伸展整體肌肉會比較好。

第 9 章

腹部

的肌筋膜連結

關於腹肌

肌肉以不同的角度運行。

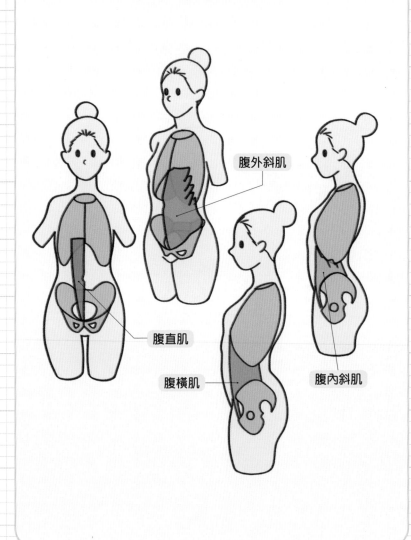

腹外斜肌

腹直肌

腹橫肌

腹內斜肌

腹部由四塊肌肉組成，像千層酥一樣分層，由外至內依序是腹外斜肌、腹內斜肌與腹橫肌這三層，可練成六塊肌的肌肉（腹直肌）則會從左右包裹住這些肌肉。基本上愈表層的肌肉，與大幅度動作的關係就愈密切，位處深層的肌肉則多半用來穩定身體。

肌肉緊繃造成的腰痛，通常是受到日常姿勢的影響。駝背或腰椎前彎的問題，往往是錯誤姿勢導致穩定體幹的腹肌無法正確運作，身體只好動用腰部或背部肌肉所致。想要改掉僅靠背部肌肉支撐姿勢的壞習慣，就必須好好認識腹壓，讓身體能夠好好地從內側穩定姿勢。

想要使腹壓適度運作時，或許可以嘗試腹壓方面的運動，不過最根本的做法，還是讓肋骨與骨盆回到正確位置，如此一來，自然就能夠維持適當的腹壓。簡單來說，就是要保持正確的姿勢。然而想要練就端正的姿勢，就必須懂得感受自己的各部位正處於什麼樣的位置，這麼做的效果遠高於鍛鍊肌肉。

腹直肌

被其他腹肌的膜包住。

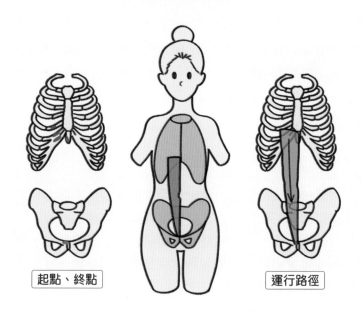

起點、終點

運行路徑

說明

腹部前面有縱向的腹直肌，能夠將肋骨與恥骨連結在一起。一般說的六塊肌，指的就是這塊肌肉。腹直肌在前後膜的覆蓋下與腹斜肌、腹橫肌相連，並作為「前面肌筋膜連結」的一部分，連結了頸部肌肉（胸鎖乳突肌）。同時也屬於「運動肌筋膜連結」的一部分，銜接了胸大肌與內收肌。

補充 起點、終點＝肌肉附著的部位。

腹直肌的動作

能夠拉近心窩與恥骨。

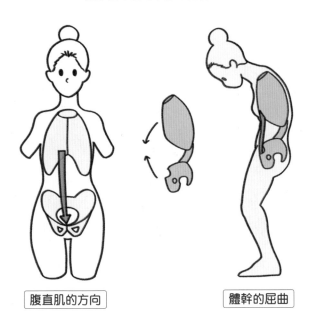

腹直肌的方向

體幹的屈曲

說明

腹直肌運作時會拉近心窩與恥骨，使背部拱起。腹直肌會作為「前面肌筋膜連結」的一部分，在做出從仰躺起身等動作的時候，避免身體過度反折。肌肉分成瞬間爆發型與持久型，包括腹直肌在內的「前面連結」肌肉以瞬間爆發型居多。位在腹部前面的腹直肌，還能夠在危險時迅速採取防禦姿勢以保護內臟。

補充　體幹的屈曲＝拱起體幹。

腹外斜肌

這是腹肌裡最表層的肌肉。

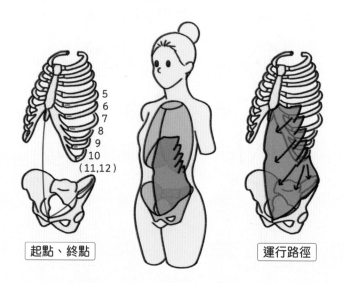

5
6
7
8
9
10
（11,12）

起點、終點

運行路徑

説 明

腹外斜肌會以從腹部側面與背面開始環繞的感覺伸展，並在身體側面與肋骨、骨盆相接，會在身體扭轉或側彎時運作。屬於「螺旋肌筋膜連結」的一部分，會與從肩胛骨內側伸出的前鋸肌相連，以維持體幹穩定、做出扭轉身體的動作。同時也是「側邊肌筋膜連結」的一部分，會在做出側彎動作或是要抑制體幹左右晃動的時候發揮作用。

腹外斜肌的動作

同時也是螺旋連結、側邊連結的動作。

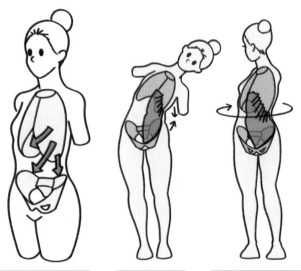

| 腹外斜肌的方向 | 體幹的側彎 | 體幹往相反側迴旋 |

說明

腹外斜肌的範圍很廣,會從肋骨前側一路通往後側。因此肌肉的運行路徑會隨部位出現些許差異,功能當然也會跟著不同。做出讓肋骨與骨盆從側面互相靠近的側彎動作時,發揮作用的就是腹外斜肌的側面部分。而腹外斜肌朝斜下伸展的部分運作時,身體就會往另一側扭轉。此外腹外斜肌會在「螺旋肌筋膜連結」的上方與肩胛骨內側相接,因此也會影響到肩胛骨的可動範圍。

腹內斜肌

與腹外斜肌交錯。

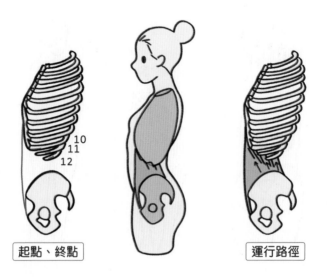

起點、終點　　　　　運行路徑

說明

腹內斜肌連結了骨盆至肋骨下方。運行路徑會與位在表層的腹外斜肌交錯，並一起作為「側邊肌筋膜連結」提高體幹的穩定性。同時也會作為「螺旋肌筋膜連結」的一部分對骨盆產生作用，幫助腹外斜肌順利做出迴旋到相反側的動作。且這兩塊肌肉基本上都是成套運作。

腹內斜肌的動作

轉動的方向與腹外斜肌相反。

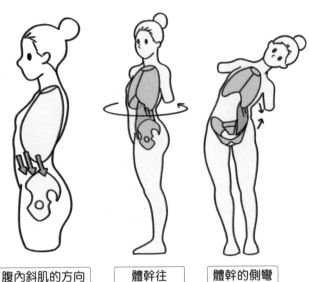

| 腹內斜肌的方向 | 體幹往同一側迴旋 | 體幹的側彎 |

說明

當左邊腹內斜肌運作時，肋骨就會轉往左側，反之亦然。讓身體往同一側扭轉的動作，會與將髖關節往內扭轉的動作產生連動，因此以高爾夫球的右手揮桿來說，腰部會太快轉動的人，有時是因為沒有用到左邊的腹內斜肌。試著刺激腹內斜肌，能夠幫助髖關節更易於往內扭轉，如此一來，就比較能夠將腰部控制在面向前方的位置。

腹橫肌

位在骨盆與肋骨內側。

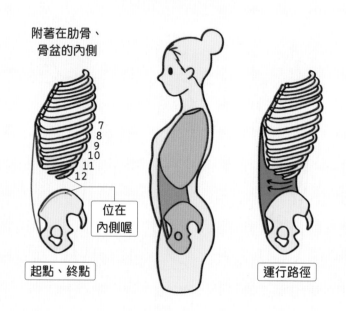

附著在肋骨、
骨盆的內側

7
8
9
10
11
12

位在
內側喔

起點、終點

運行路徑

說明

腹橫肌是四塊腹肌中最深層的一塊。這塊肌肉會從肋骨、
骨盆側覆蓋整個腹部內側，如同束腹一樣維持體幹的穩
定。一般都說腹壓對維持姿勢來說很重要，事實上腹壓就
是在橫膈膜與腹橫肌運作下產生的。腰椎前彎或是肋骨外
翻的人，就可能是腹橫肌太弱所致。

腹橫肌的動作

腰部一帶的穩定是非常重要的。

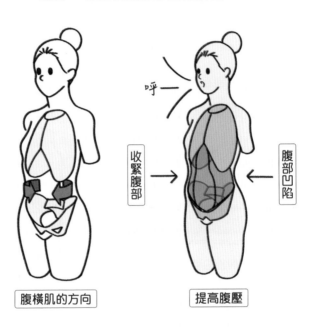

收緊腹部　　呼　　腹部凹陷

腹橫肌的方向　　　　提高腹壓

說明

腹橫肌可以從內側拉緊骨盆與肋骨，還會與其他肌肉合作提升腹壓，以保持體幹的穩定。體幹穩定的話，髖關節與肩關節就可以動得更靈活，因此綜觀整體會發現腹橫肌的地位相當重要。肋骨與骨盆的位置互相錯開時（駝背、腰椎前彎等），腹橫肌就無法順利運作，因此在完成身體的整復推拿後，建議搭配提升腹壓的運動。

COLUMN **09**

腹肌與腰部的連結

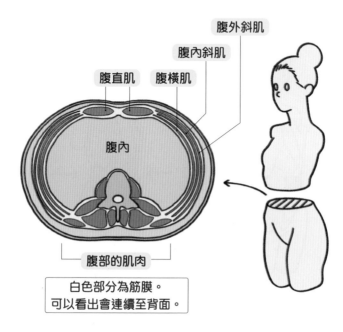

會對髖關節與腰部產生影響。

腹外斜肌

腹內斜肌

腹直肌　腹橫肌

腹內

腹部的肌肉

白色部分為筋膜。
可以看出會連續至背面。

腹肌看起來就像覆蓋了體幹，並與脊椎、腰部的肌肉相連。日常總是擺出不太用到腹肌的駝背姿勢時，此處連結的動作就會變得不順暢，附近的肌筋膜也會跟著失去靈活度。尤其脊椎旁的肌肉，同時具有運動髖關節與保持腰部弧度的功能。因此，平常請維持會適度運用到腹肌的正確姿勢。

補充 髖關節的肌肉＝腰大肌。

臀部

的肌筋膜連結

臀部的肌肉

臀部由三塊肌肉組成。

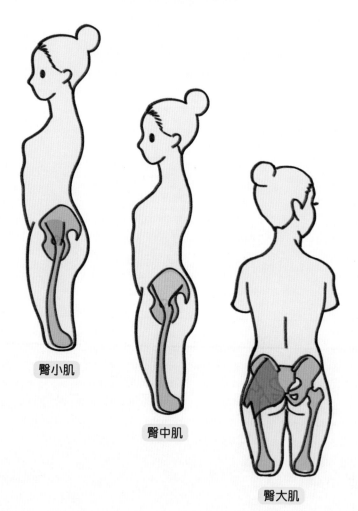

臀小肌

臀中肌

臀大肌

說　明

臀部有三塊肌肉，由外至內依序是臀大肌、臀中肌、臀小肌。臀大肌主要在腿部往後（髖關節的伸展）時運作，臀中肌、臀小肌則會在腿部往側邊抬起時運作。臀部肌肉對站立、步行、跑步、跳躍等人類基本動作來說，都是不可或缺的重要肌肉。

日 常 注 意

臀部形狀會隨著肌肉、脂肪與骨頭位置出現一定程度的變化，但是骨頭形狀是無法改變的。因此儘管很多影片聲稱可以透過運動改善骨盆往外突出的形狀（大轉子），然而骨頭形狀都是與生俱來的且因人而異，採取不適合的鍛鍊可能導致受傷，所以請務必找專家諮詢。

更 進 一 步 了 解

臀大肌屬於「運動肌筋膜連結」的一部分，與朝著背部的另一側闊背肌相連，此外也在大腿的側面與四頭肌之一的股外側肌相接。臀中肌則與上面的腹斜肌、下面的髂脛束一起形成「側邊肌筋膜連結」。

臀大肌

與大腿筋膜、闊背肌相連。

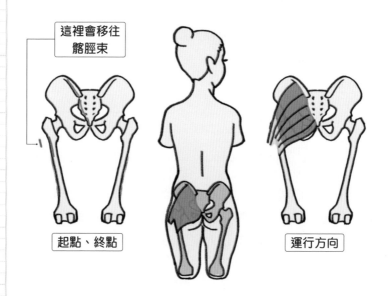

這裡會移往髂脛束

起點、終點

運行方向

說明

臀大肌是臀部肌肉中，位在最表層的一塊。起始於骨盆後側與薦骨，並附著在大腿骨上。一般所說的髂脛束，就是臀大肌在髖關節外側與「側邊肌筋膜連結」相連的部分。因此臀大肌實際上也與膝蓋相接。此外臀大肌的一部分會潛入深處，轉變成分隔膕旁肌與股四頭肌的膜。而薦骨以上的部分，則與另外一側的闊背肌相連，並共同組成了「運動肌筋膜連結」。

臀大肌的動作

上部與下部的功能不同。

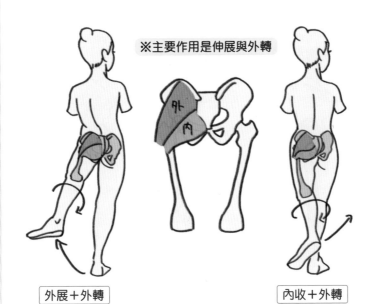

※主要作用是伸展與外轉

外展＋外轉

內收＋外轉

說明

伸展髖關節（將腿部往後抬）時會動用到整個臀大肌。仔細觀察細節，會發現通過臀大肌的上半部與下半部功能並不相同。上側與腿部橫向抬起的動作有關，下側則可使腿部往內移動。執行重訓或伸展運動時，若能夠確實理解臀大肌的運作，就能夠專門刺激特定部位。

臀中肌

屬於側邊肌筋膜連結的一部分。

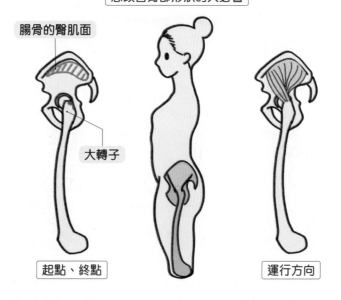

想改善臀部形狀的人必看

腸骨的臀肌面

大轉子

起點、終點

運行方向

臀中肌位在三塊肌肉的中間層，會在骨盆側面附著於股骨的一部分（大轉子）。此外也作為「側邊肌筋膜連結」的一部分，在髖關節的橫向運動發揮作用，並可從外側支撐腿部以保持骨盆水平。臀中肌的連結朝著大腿的側面延伸，因此僵硬時容易影響大腿外側的張力。

臀中肌的動作

還具有使髖關節往內外扭轉的功能。

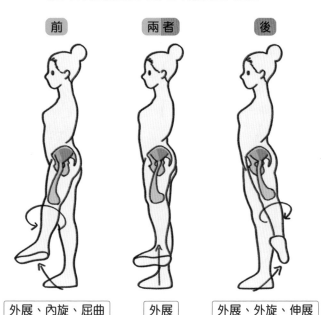

| 前 | 兩者 | 後 |

| 外展、內旋、屈曲 | 外展 | 外展、外旋、伸展 |

說明

將腿往旁邊抬起時，就會動用到整塊臀中肌。以髖關節的軸為基準，前側負責髖關節的彎曲與往內扭轉；後側負責髖關節的伸展與往外扭轉。臀中肌可在單腳站立時保持骨盆的水平，在進行單腿深蹲時用到的程度比一般深蹲更高。而腹斜肌的側面順利運作時，臀中肌也會比較靈活。

臀小肌

如同臀中肌兄弟般的肌肉。

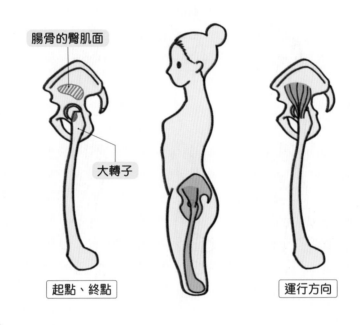

腸骨的臀肌面

大轉子

起點、終點

運行方向

說明

臀小肌是臀部肌肉中位在最深處的一塊，會再比臀中肌更深的位置，從骨盆側面附著在股骨上，肌肉的運行方向、功能都與臀中肌相似。由於臀小肌位在深處，因此對必須接觸身體確認狀況的治療師來說，是特別難應付的部位。這時請患者側躺，再讓髖關節外展就能夠避免臀中肌緊繃，就能夠對更深處的臀小肌施壓，達到治療的效果。

補充　由於臀小肌位在深處，所以對髖關節的穩定作用理應非常大。

臀小肌的動作

可在單腳站立時穩定骨盆，避免骨盆往下掉。

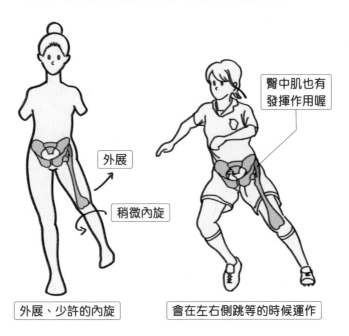

外展

稍微內旋

外展、少許的內旋

臀中肌也有
發揮作用喔

會在左右側跳等的時候運作

說明

臀小肌的功能與臀中肌相似，會在腿部往側邊抬起時運作，也可以在單腳站立時保持骨盆水平，避免骨盆下墜。與臀中肌最大的不同，就在於臀中肌負責讓髖關節朝內、外扭轉，而臀小肌以往內扭轉為主，在往外扭轉時只能達到輔助的效果。運動時往側邊跳躍、轉換方向時的踢腳動作，都會同時用到這兩塊肌肉。

臀部深處的肌肉

深層肌肉與骨盆底相連。

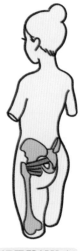

會拉住髖關節以保持穩定，如此一來表層動起來也較輕鬆。

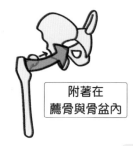

附著在薦骨與骨盆內

深層臀部肌肉 　　　　　　　　　附著在薦骨與骨盆內

臀部深處有六塊肌肉，均會將骨盆緊緊拉往股骨，藉此保持髖關節的穩定。髖關節穩定的話，表層的臀部肌肉就動得輕鬆，重訓的效率自然也會大幅提升。這六塊肌肉也延伸至薦骨與骨盆內，因此長時間處於緊繃狀態時，就會影響脊椎平衡與腹壓狀態，可以說是對日常生活來說非常重要的肌肉之一。

補充　臀部深處的六塊肌＝髖部深層六塊外旋肌群。

第 ⑪ 章

腿部

的肌筋膜連結

腿部的肌筋膜連結

兩者的上方分別是不同的連結。

腓骨長肌　　脛前肌

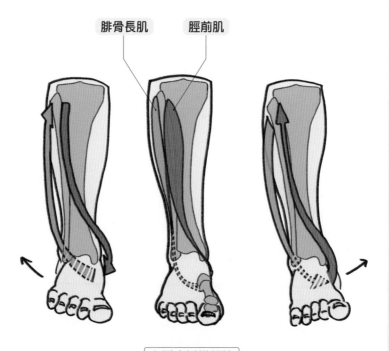

在腳底以膜相接

說 明

堪稱人體的底座——腳底足弓得以成形，不僅是骨骼本身的排列形狀、韌帶或筋膜的功勞，事實上也多虧了肌肉的支撐。「螺旋肌筋膜連結」上的兩塊肌肉，會如左圖一樣在腳底透過筋膜相連，並從腳掌的左右兩側抬起整個足弓。此外左右兩塊肌肉還會互相產生作用，控制腳踝的左右動作。

日 常 注 意

想要維持足弓的形狀，就必須讓後腳跟骨頭與地面垂直，且要確實接地。若是後腳跟骨頭往左右傾倒，骨頭就會位移導致足弓塌陷。想要確認後腳跟位置是否正確時，可以從背後確認阿基里斯腱與後腳跟是否呈一直線，若是彎曲的話就代表後腳跟倒向某一邊。

更 進 一 步 了 解

想要改善足部平衡時，必須經常運動腳趾。腳底擁有細小的肌肉，運動腳趾可活化這些肌肉，使腳底的接地狀況更加穩定。腳底平穩的話，就可以預防後面將介紹的腳踝相關肌群過度使用造成的傷害。從結果來看，也有利於足部平衡的改善。

背屈腳踝（往內轉動）

屈拇長肌會通過軸線，所以幾乎只在背屈時運動到。

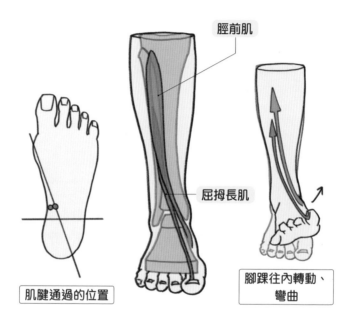

脛前肌

屈拇長肌

肌腱通過的位置

腳踝往內轉動、彎曲

說明

讓腳踝往內轉動、背屈的肌肉，主要是從小腿前側延伸。
習慣將體重壓在足部外側的人，就會形成插圖這種狀態。
長時間以這種狀態走路時，就會過度使用脛前肌，導致小
腿肌肉容易僵硬，此外也很容易發生P.53介紹的骨盆後傾
與○型腿。所以走路時也請務必留意足部的內側。

補充　腳踝的背屈＝腳踝彎曲。

背屈腳踝（往外轉動）

有些人天生沒有第三腓骨肌。

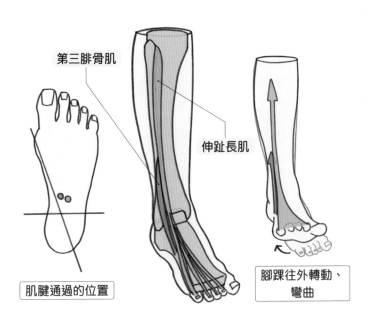

第三腓骨肌

伸趾長肌

肌腱通過的位置

腳踝往外轉動、
彎曲

讓腳踝往外轉動、背屈的肌肉，主要從小腿外側延伸至腳
背。過度使用腳趾肌肉會養成背屈腳踝的壞習慣，進而導
致小腿緊繃。平常多轉動腳踝或是進行小腿前後方面的伸
展運動，將有助於改善。而這一頁與上一頁的肌肉，都屬
於「前面肌筋膜連結」。

蹠屈腳踝（往內轉動）

位在腓腸肌與比目魚肌的深處。

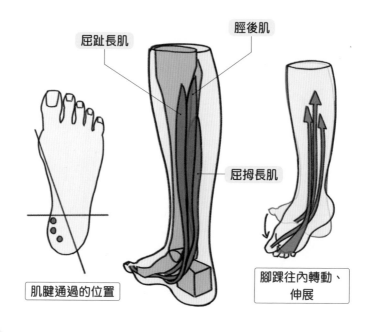

屈趾長肌

脛後肌

屈拇長肌

肌腱通過的位置

腳踝往內轉動、伸展

説明

腳踝往內轉動、蹠屈會動用的肌肉，屬於「深層肌筋膜連結」的一部分。這些肌肉會從腳踝內側下方通行，並延伸至腳底與腳趾。連至大拇趾的肌肉，會經過腳踝關節的後方，因此這塊肌肉僵硬時，腳踝就會很難蹠屈。位在正中央的脛後肌，會在腳底與從小腿外側伸出的腓骨長肌交錯，一起支撐足弓的形狀。

補充　腳踝的蹠屈＝腳踝的伸展。

蹠屈腳踝（往外轉動）

兩者均通過外側腳踝後面。

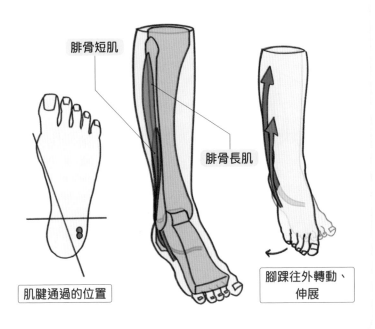

腓骨短肌

腓骨長肌

肌腱通過的位置

腳踝往外轉動、伸展

說明

腳踝往外轉動、蹠屈會動用兩塊肌肉，分別是從小腿外側通往腳底、到達大拇趾骨頭的肌肉，以及從小腿外側延伸至小趾骨頭的肌肉。這兩塊肌肉都屬於「側邊肌筋膜連結」的一部分，能夠實現剎車的功能，避免腳踝過度往內轉動。此外這些肌肉會在踮腳尖時，預防重心放在外側。

內側足弓

腓骨長肌也會從外側支撐著足弓。

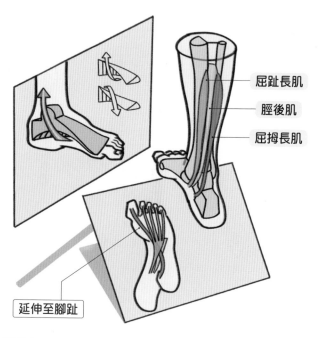

屈趾長肌

脛後肌

屈拇長肌

延伸至腳趾

足弓的成形，仰賴骨頭本身的形狀、韌帶與膜等的支撐，除此之外，肌肉也功不可沒。尤其是圖中這三塊肌肉會通過腳掌心下方，將內側足弓（腳掌心）往上拉。一旦內側足弓塌陷，腳踝就很容易往外翻，成為拇趾外翻、〇型腿、X型腿的主因。因此想要保有整隻腳的平衡，腳底就是相當重要的區塊。

外側足弓

兩者都與腓骨相連。

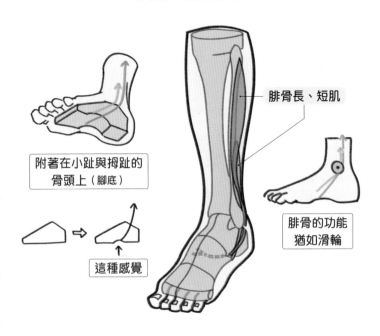

腓骨長、短肌

附著在小趾與拇趾的
骨頭上（腳底）

這種感覺

腓骨的功能
猶如滑輪

說明

支撐外側足弓的肌肉，是位在小腿外側的腓骨長、短肌這
兩塊肌肉。外側足弓與內側足弓一樣，都是由兩塊肌肉一
起往上拉所形成。這些肌肉會作為「螺旋的肌筋膜連結」
的一部分繞過腳底，從兩側一起將腳底的足弓往上拉。如
果外側足弓短又硬，那麼體重就會壓在內側，導致內側足
弓容易塌陷。

骨頭動作

必須想辦法拓寬腓骨與脛骨之間的空間。

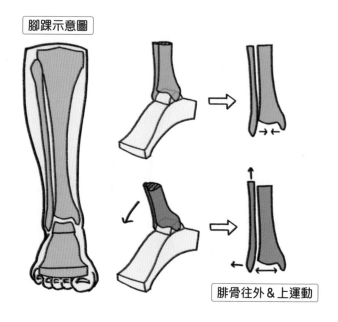

腳踝示意圖

腓骨往外＆上運動

說明

脛骨與腓骨之間的距離寬一點，再加上腓骨稍微高一點時，彎曲腳踝時的關節動作會更順暢。一般來說位在小腿的腓腸肌、比目魚肌僵硬時，腳踝就會比較難背屈。不過腳踝彎曲有困難的時候，也可能是小腿前側或外側肌肉等出問題，導致脛骨與腓骨的可動範圍受限。

小腿的肌肉分區

小腿肌肉可分成四組。

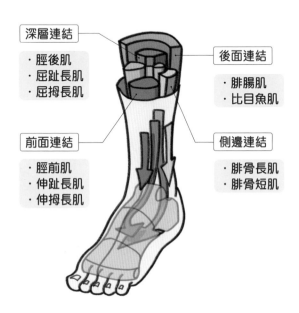

深層連結
- 脛後肌
- 屈趾長肌
- 屈拇長肌

後面連結
- 腓腸肌
- 比目魚肌

前面連結
- 脛前肌
- 伸趾長肌
- 伸拇長肌

側邊連結
- 腓骨長肌
- 腓骨短肌

說明

膝蓋至腳踝之間的肌肉可分成四個區塊，最前面的肌肉負責腳踝的背屈，後面三塊肌肉則負責腳踝的蹠屈。當區隔這些肌肉的膜變硬時，相鄰的肌肉就會跟著失去靈活度，導致腳踝動得很不順暢。此外筋膜僵硬的時候，做再多伸展運動也效果不彰，所以最理想的做法，還是藉由適度的肌肉放鬆，讓各區塊的肌肉稍微分離。

後腳跟的重要性

後腳跟對足弓有很大的影響力。

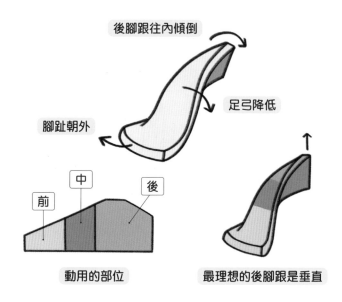

後腳跟往內傾倒

足弓降低

腳趾朝外

前　中　後

動用的部位

最理想的後腳跟是垂直

想要改善足弓的狀態時，後腳跟能否筆直站立就格外重要。足部的前、中、後三大區塊會互相連動，當後腳跟往內傾倒時，中間與前側就會跟著位移，且中間的足弓會特別容易降低。而足弓降低會使腳趾往外翻，也就是所謂的拇指外翻。因此想要整頓足部的平衡，第一步必須先仔細觀察後腳跟。

第 12 章

肩膀、手臂

的肌筋膜連結

肩胛骨內側的連結

肩胛骨與肋骨間僵硬的話，會導致肩膀活動受限。

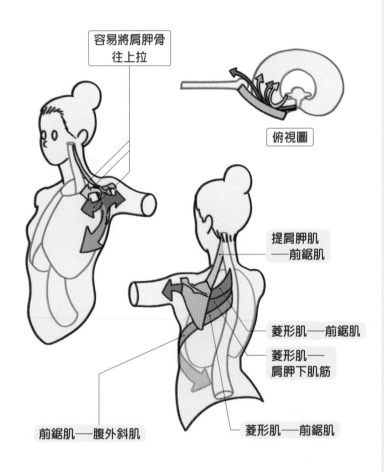

容易將肩胛骨
往上拉

俯視圖

提肩胛肌
—前鋸肌

菱形肌—前鋸肌

菱形肌—
肩胛下肌筋

前鋸肌—腹外斜肌

菱形肌—前鋸肌

說 明

肩胛骨位在體幹與手臂的銜接處，因此肩胛骨的可動範圍受到限制時，姿勢的控制、肩膀與手臂的動作都會變得不靈活。肩胛骨與肋骨之間有數條連結，都是從脊椎延伸至手臂深層與體幹前面。其中前鋸肌對體幹與手臂的連動來說，是相當重要的肌肉。

日常注意

這裡有個伸展運動，要推薦給因為坐辦公室而肩膀往前縮的人。首先請站直，將雙手在背到交叉，在手肘打直的情況下，讓肩胛骨靠近脊椎後，邊抬起手臂邊挺胸。只要能夠感受到左圖的菱形肌與前鋸肌在動即可。這時要特別注意的，是請別抬起肩膀。

更進一步了解

肩膀容易僵硬的人，通常是因為過度抬肩所致。肩胛骨、手骨與手臂，都是從肋骨往下垂的骨頭，姿勢不佳導致體幹的支撐力變小時，就必須靠肩膀一帶的肌肉撐住頭部。所以請務必明白──頭部重量壓在體幹上、手臂下垂才是人體最自然的狀態。

關於卷肩

在胸口附著的骨頭會隨表、深層而異。

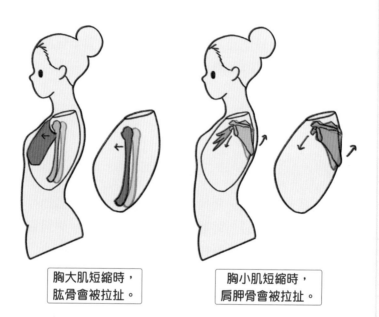

胸大肌短縮時，
肱骨會被拉扯。

胸小肌短縮時，
肩胛骨會被拉扯。

說明

想要改善卷肩的問題，必須先判斷是哪塊肌肉太短。如果太短的是胸大肌，那麼肱骨就會被往前拉；如果是深層的胸小肌，那麼就會將肩胛骨拉得前傾。兩者呈現出來的都是卷肩，所以只要理解兩者差異，就能夠知道伸展運動或按摩等要針對的重點。

肩膀的深層肌肉

肩膀疼痛時多半是因為該處的肌肉僵硬。

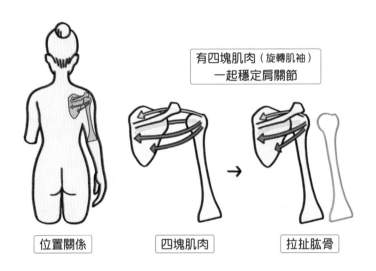

有四塊肌肉（旋轉肌袖）一起穩定肩關節

位置關係 四塊肌肉 拉扯肱骨

說明

肩膀深層有四塊從肩胛骨伸往肱骨的肌肉，以覆蓋整個肩胛骨的方式附著在上面。這四塊肌肉對肩關節的穩定性來說非常重要，同時還能夠控制肩膀的細小動作。這些肌肉僵硬的話，就會透過「手臂深層連結」使頸部、肩胛骨內側跟著緊繃，導致手臂在執行細緻動作時會不順暢。而四十肩與五十肩的人特別容易發生這些肌肉僵硬的問題。

肩膀深層肌肉的動作

穩定肩部和和保持肩關節功能的重要肌肉。

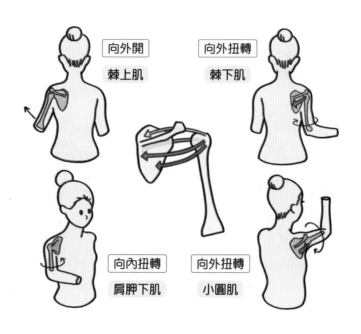

向外開
棘上肌

向外扭轉
棘下肌

向內扭轉
肩胛下肌

向外扭轉
小圓肌

說明

肩膀有四塊深層肌肉，分別是手臂往側邊抬起時輔助用的棘上肌、手臂往內扭轉時會用到的肩胛下肌、手臂往外扭轉用的棘下肌與小圓肌。這些肌肉屬於「手臂深層連結」，會以包裹肩胛骨與肩關節的感覺通往小指，因此建議在做出肩膀的細緻動作時，也可以多加留意小指。

肩膀的肌筋膜連結

這個連結是表層的筋膜。

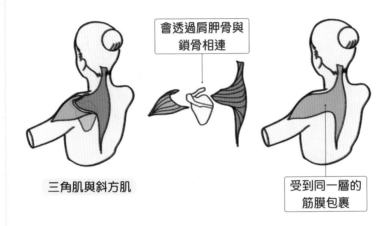

會透過肩胛骨與鎖骨相連

三角肌與斜方肌

受到同一層的筋膜包裹

說明

肩膀表層有兩塊肌肉透過鎖骨與肩胛骨相連，分別是屬於「手臂後面連結」的三角肌與斜方肌。這兩塊肌肉的表層都受到同一層膜包裹，該筋膜還包至頸部附近的胸鎖乳突肌。長時間拿取重物會使三角肌到肩頸之間的肌肉互相影響，進而造成肌肉緊繃，因此要改善痠痛時必須針對整體肌肉處置。

彎曲手腕的肌肉

手肘內側疼痛的問題，稱為高爾夫球肘。

朝向手肘內側伸展的肌肉很多

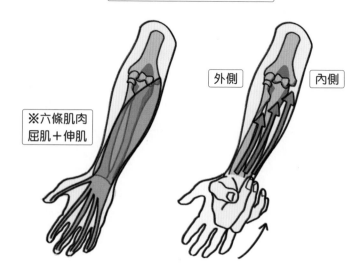

外側　內側

※六條肌肉
屈肌＋伸肌

說　明

彎曲手腕、手指時會用到的肌肉，幾乎都起始於手肘內側。打高爾夫球時手肘內側會疼痛的理由，就是反覆執行使用這些肌肉的動作（握桿、手腕轉動）導致肌肉附著處發炎。手掌會透過手肘內側與胸大肌、體幹相連，因此運動時想要保持手肘與手腕穩定，就必須理解「手臂肌筋膜連結」與體幹合而為一的感覺。

手腕反折的肌肉

手肘外側疼痛的問題，稱為網球肘。

有很多朝向手肘外側的肌肉

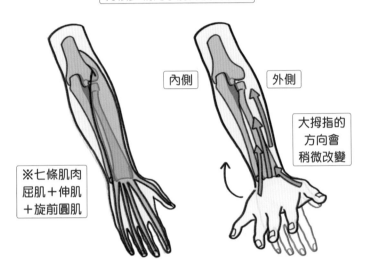

內側　　外側

大拇指的方向會稍微改變

※七條肌肉
屈肌＋伸肌
＋旋前圓肌

說明

反折手腕、手指時會用到的肌肉，幾乎都起始於手肘外側。網球選手等拿著球拍競技的人，在反手拍時會大量使用這些肌肉，因此手肘外側容易疼痛。這些肌肉會經由手肘外側，連往背部與體幹的肌肉。所以與前一頁相同，理解手臂與體幹的肌筋膜連結關係，將有助於減輕對手肘造成的負擔。

COLUMN 12

上臂與下臂的分區

肌肉比例依上、下臂而異。

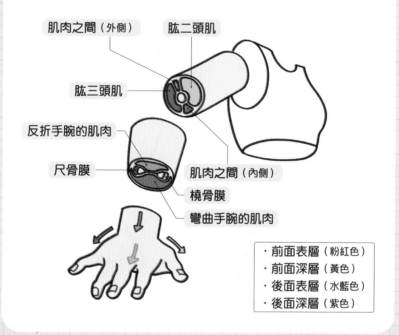

肌肉之間（外側）
肱二頭肌
肱三頭肌
反折手腕的肌肉
尺骨膜
肌肉之間（內側）
橈骨膜
彎曲手腕的肌肉

・前面表層（粉紅色）
・前面深層（黃色）
・後面表層（水藍色）
・後面深層（紫色）

「手腕連結」的肌肉比例會隨著上臂與下臂而異。上臂的「手臂深層連結」行經肌肉，「手臂表層連結」則是區隔肌肉的膜；到了下臂則會反過來，「手臂表層連結」行經肌肉，「手臂深層連結」會行經骨膜。要搞清楚兩者的狀態時，用肌肉與膜的比例來記會輕鬆許多。

第 **13** 章

體幹

的肌筋膜連結

內臟的肌筋膜連結

想要改善體幹狀態，就必須重視腹部的柔軟度。

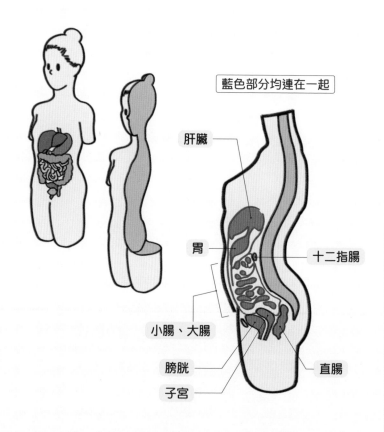

藍色部分均連在一起

肝臟

胃

十二指腸

小腸、大腸

膀胱

子宮

直腸

說明

姿勢改善與運動領域很容易忽略的，就是腹部內側的重要性，尤其是「內臟肌筋膜連結」。內臟會透過膜對周邊肌肉、脊椎動作產生影響，體幹彎曲或扭轉時，腹內的臟器都會跟著移動，因此腹內緊繃時，體幹也會變得不靈活。

日常注意

很多人會為了減重、修行等執行斷食，事實上適度的微斷食也可有效改善身體動作。因為這麼做可讓內臟休息、舒緩腹內緊繃，體幹的運動當然也會變得順暢。

更進一步了解

內臟與自律神經、情感的關聯性很強，是非常深奧的領域。我並非內臟或神經方面的專家，要追求正確資訊者，建議進一步查詢相關資訊。

內臟、呼吸與髖關節

神經周邊緊繃時，運作效率就會變差。

收關內臟運作的神經，就位在橫膈膜與腰大肌附近

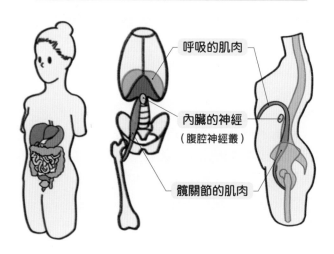

呼吸的肌肉

內臟的神經
（腹腔神經叢）

髖關節的肌肉

說明

橫膈膜（呼吸的肌肉）與髖關節肌肉的匯集處附近，有對內臟來說很重要的神經通過。神經周邊的組織緊繃時，會對其運作產生負面影響。因此，呼吸較淺或是髖關節肌肉緊繃時，就可能導致內臟運作效率低下。此外，拱起背部的坐姿容易使肌肉僵硬，所以建議採用可確保腹內空間的坐姿。

內臟與大腿

空間內的狀態也與大腿外側有關。

這個空間硬梆梆的時候，大腿外側容易脹痛；
相反的大腿外側脹痛時，腹部也容易變得僵硬。

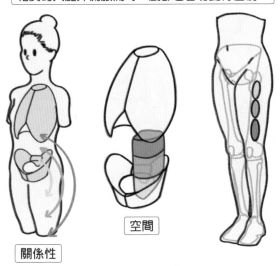

空間

關係性

說明

一般認為肌肉與骨骼失衡的話，就容易導致身體僵硬或緊
繃，事實上還會對內臟狀態產生影響。插圖中的空間裡有
大腸，據說大腸與大腿外側的緊繃會互相牽動。以個人經
驗來說，鬆開插圖上的空間後，確實能夠改善大腿外側的
緊繃。

肋骨的動作

脊椎運動效率不佳時，肋骨也會變得不靈活。

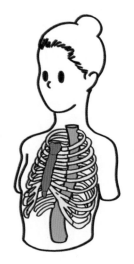

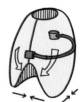
吐氣

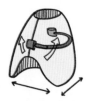
吸氣

脊椎與胸骨之間的肋骨運動，
會影響到內部空間的寬窄

說明

肋骨位在胸骨（粉紅色）與脊椎（水藍色）之間。肋骨兩
端有關節，所以呼吸時會跟著運動，使內部空間跟著放寬
或收窄。其中脊椎與肋骨之間有兩處關節，因此呼吸造成
的肋骨運動，也會牽動脊椎的周邊。呼吸造成的肋骨運動
流暢時，有助於活化脊椎，讓呼吸變得更順暢。

體幹的肌筋膜連結-**05**

頭部與頸部的動作差異

思考動作時要把頭部與頸部視為各自獨立的區塊。

前斜角肌	·胸鎖乳突肌 ·舌骨的肌肉	枕下肌

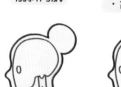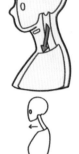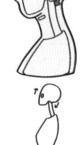

頸部往前移動	兩者	下頜抬起

說明

頭部往前突出的時候，頸部會被往前拉、下頜也會抬起。一般來說，處於這種狀態時會建議執行針對頸部前側的伸展運動，但是考量到下頜抬起這個因素，可能同時面臨脖子根部肌肉（枕下肌）短縮的問題，所以建議拿球等抵在這裡進行治療。此外胸鎖乳突肌具有將頸部往前拉、下頜往上抬的功能，所以同樣非常重要。

補充 舌骨的肌肉＝莖突舌骨肌、胸骨舌骨肌

腹部與髖關節的動作

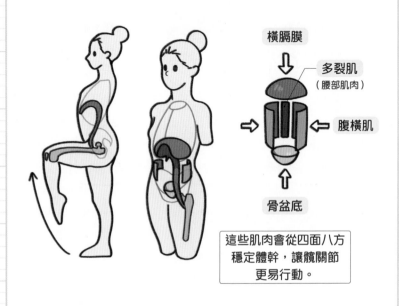

髖關節肌肉與橫膈膜相連。

橫膈膜

多裂肌
（腰部肌肉）

腹橫肌

骨盆底

這些肌肉會從四面八方
穩定體幹，讓髖關節
更易行動。

説明

橫膈膜與髖關節的肌肉（腰大肌）在腹內相連，腰大肌可以在髖關節彎曲時運作，也負責維持腰部的弧度。想要讓腰大肌確實運作，內核心肌群（包括橫膈膜的四塊肌肉）是不可或缺的關鍵。這四塊肌肉會以收緊腹部的方式產生腹壓，這樣的功能將有助於穩定體幹，讓腰大肌動起來更加靈活。

補充　腰大肌對腰部弧度的影響，會隨著姿勢而異。

薦骨與脊椎的弧度

同時影響薦骨與骨盆的重要骨頭。

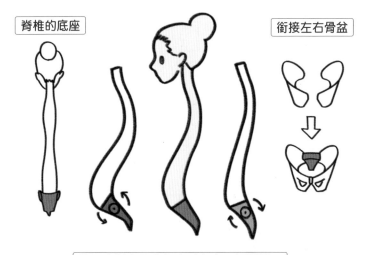

脊椎的底座

銜接左右骨盆

薦骨的斜度與脊椎的弧度會互相影響。

說明

薦骨負責銜接左右骨盆，同時也是脊椎的底座。薦骨會與骨盆斜度互相影響，骨盆傾斜時，薦骨也會朝著同方向傾斜。此外薦骨也會影響脊椎的弧度，當薦骨往前傾斜時，脊椎的弧度就會變大；薦骨往後傾斜時，弧度就會縮小。換句話說，骨盆前傾的時候就要想辦法提升脊椎弧度，骨盆後傾時就要降低弧度。

姿勢的連鎖反應

姿勢的連鎖反應因人而異。

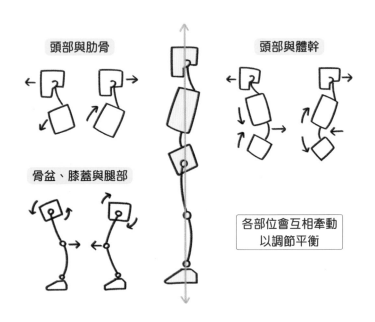

頭部與肋骨

頭部與體幹

骨盆、膝蓋與腿部

各部位會互相牽動
以調節平衡

想要端正姿勢時，絕對不可忽略「全身動作會互相牽連」
這一點。實際上的連鎖反應因人而異，例如：久坐會造成
下半身失衡、腿部失衡會連帶造成上半身的不適。所以最
重要的，是不要過度執著特定部位，在判斷的時候必須綜
觀全身。最理想的站姿，就是透過各部位的環環相扣，共
同交織出不費吹灰之力，就能夠感覺到身體軸心的狀態。

第 14 章

改善肌筋膜
連結的知識

關於姿勢與動作的改善

①用空間感思考筋膜

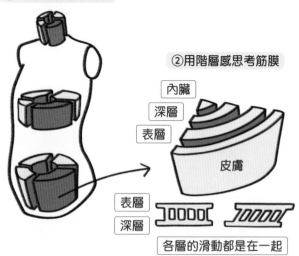

②用階層感思考筋膜

內臟
深層
表層

皮膚

表層
深層

各層的滑動都是在一起

③綜觀整體

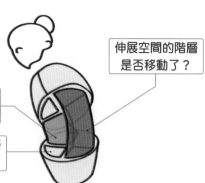

伸展空間的階層
是否移動了？

縮短空間的階層
是否移動了？

相鄰的空間、階層
是否造成阻礙了？

說 明

想要改善姿勢或動作時，建議將身體視為空間加以分區。
如此一來，以肌肉為單位去思考時，想不通的問題，往
往會迎刃而解。空間分成三種，分別是會隨著運動伸展、
縮小以及與其相鄰的空間。筋膜遍布身體各處，而每一個
空間裡也有形形色色的器官，包括筋膜、肌肉、韌帶、神
經、血管、內臟等。

而這些空間中的筋膜還有進一步分層，層與層之間互相連
結，正常情況下會在身體活動時滑順運作。但是當彼此間
的空間變窄，或是潤滑度低下時，肌肉的運作就會變得不
靈活。當然，也會對神經與血管產生負面影響。

請各位記下前述兩大重點後，搭配左頁最下面的插圖檢
視。隨著身體動作伸展、縮小的空間中，各分層也會跟著
移動，在相鄰的空間裡沒有互相阻礙時，身體當然可以順
利運動。

在沒有專家指導下執行伸展運動的人，若是有效率不彰的
地方，往往是因為只有伸展到不會伸展的部位或是表層而
已。但是無論是伸展空間、縮小空間還是相鄰空間，對姿
勢與動作來說都非常重要，因此終究還是必須對全身進行
均衡的刺激。

前面肌筋膜連結的影響

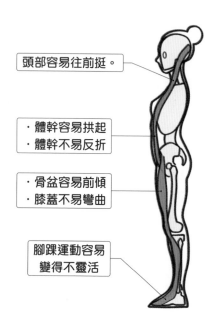

頭部容易往前挺。

· 體幹容易拱起
· 體幹不易反折

· 骨盆容易前傾
· 膝蓋不易彎曲

腳踝運動容易
變得不靈活

說明

長時間維持頭部往前挺出、背部拱起的姿勢時，上半身的「前面肌筋膜連結」會固定處於短縮狀態，變得較難恢復端正姿勢。而大腿前側的連結僵硬時，容易使骨盆前傾，並對膝蓋彎曲的動作造成限制。而整個「前面肌筋膜連結」僵硬時，還會對腳踝的伸展、彎曲帶來負面影響。所以建議採用分別針對各部位的伸展運動，並以會執行反折動作的為主。

後面肌筋膜連結的影響

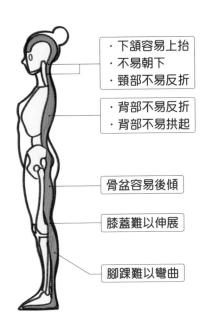

・下頜容易上抬
・不易朝下
・頸部不易反折

・背部不易反折
・背部不易拱起

骨盆容易後傾

膝蓋難以伸展

腳踝難以彎曲

說明

背部拱起的時候，「後面肌筋膜連結」會固定在伸展的狀態。相反的，從事長時間維持挺胸姿勢的社交舞時，背部與頸部一帶的肌筋膜連結就容易短縮。無論肌筋膜長期處於短縮還是伸長的狀態，都會對肌肉的運作帶來負面影響。必須像帳篷的固定繩一樣，前後連結以均衡的力道互相拉扯才行。

側邊肌筋膜連結的影響

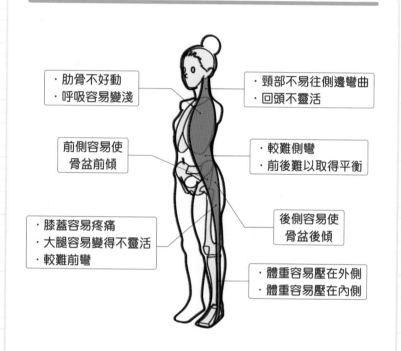

・肋骨不好動
・呼吸容易變淺

・頸部不易往側邊彎曲
・回頭不靈活

前側容易使
骨盆前傾

・較難側彎
・前後難以取得平衡

・膝蓋容易疼痛
・大腿容易變得不靈活
・較難前彎

後側容易使
骨盆後傾

・體重容易壓在外側
・體重容易壓在內側

説明

「側邊肌筋膜連結」如同將前後合在一起的拉鍊，拉鍊較鬆時，身體前後之間就較寬敞，比較容易保持平衡。尤其是肋骨至髖關節之間的連結放鬆的話，對呼吸的深度、體幹的控制都能夠帶來正面影響。此外髖關節側面的三塊肌肉，對骨盆前傾、後傾的改善來說都非常重要。

螺旋肌筋膜連結的影響

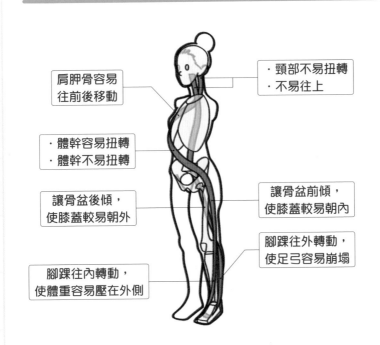

肩胛骨容易
往前後移動

・頸部不易扭轉
・不易往上

・體幹容易扭轉
・體幹不易扭轉

讓骨盆前傾，
使膝蓋較易朝內

讓骨盆後傾，
使膝蓋較易朝外

腳踝往外轉動，
使足弓容易崩塌

腳踝往內轉動，
使體重容易壓在外側

說明

「螺旋肌筋膜連結」會以纏繞身體的方式，在維持全身穩定的同時，對扭轉的動作產生作用。身體各部位扭轉的時候，通常都是由「螺旋肌筋膜連結」彌補深層的扭轉不足，結果導致「螺旋肌筋膜連結」僵硬。因此像剝洋蔥一樣，從表面開始一層一層鬆開，將深層的刺激放在最後一步會比較好。這裡建議選擇扭轉型的伸展運動。

深層肌筋膜連結的影響

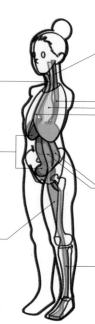

- ・頭部容易往前挺
- ・難以往上

- ・下頜容易上抬
- ・難以往上

- ・呼吸容易太淺
- ・肋骨不易動
- ・胸口不易挺起

- ・腹壓容易外洩
- ・呼吸容易太淺
- ・腹肌不易發揮作用

- ・髖關節不靈活
- ・會對骨盆位置造成影響
- ・會對腰部弧度造成影響

- ・髖關節不靈活
- ・體重容易壓在外側
- ・內側的軸不易往上

- ・腳趾不易抓住地面
- ・內側足弓容易崩塌
- ・小腿容易變粗

説明

「深層肌筋膜連結」緊繃時，會從內側對姿勢與呼吸造成影響。這條通過身體中心的連結，會發揮軸一般的功能，從腿部內側貫穿骨盆、體幹後到達頭部。內側足弓塌陷，或是膝蓋至橫膈膜之間的肌肉僵硬時，軸心往上的運行就會受到阻礙。同樣的，若肋骨內部或腹部緊繃，同樣會打斷這條軸心，導致身體難以支撐頭部。

手臂肌筋膜連結的影響

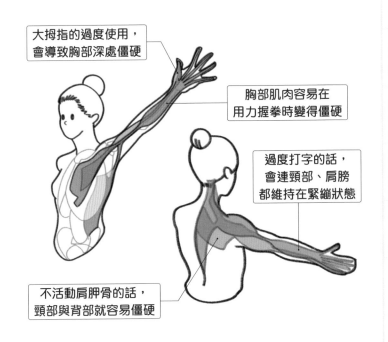

大拇指的過度使用，會導致胸部深處僵硬

胸部肌肉容易在用力握拳時變得僵硬

過度打字的話，會連頸部、肩膀都維持在緊繃狀態

不活動肩胛骨的話，頸部與背部就容易僵硬

說明

「手臂肌筋膜連結」銜接了指尖與體幹，因此上、下臂的肌肉僵硬會對肩頸產生連鎖反應，導致該處的可動範圍受到限制。舉例來說，就很像穿著因為錯誤使用除溼機而縮水的毛衣一樣，肩膀變得不好動、頸部也容易痠痛。由於手臂是容易過度施力的部位，所以平常要多留意肩膀、手臂與手掌的放鬆。

致所有與運動、健康有關的人

　我透過網路分享自創的解剖學插畫後,獲得了編輯的青睞──這就是我撰寫本書的契機。

　為什麼我一開始要繪製插畫呢?其實是我覺得若能夠用插畫說明施術內容,和患者溝通起來會比較輕鬆。我不太擅長口頭說明,因此告知患者「這裡著重於手臂是為了改善頸部肌肉」時,患者總是有聽沒有懂的樣子。但是市面上的解剖學圖案又太過細緻,同樣無法傳遞我的意思,讓我每次都覺得很浮躁。

　所以我開始試著繪製插畫,想辦法以淺顯易懂的方式,表達出我腦中的想像。因此本書的理念之一,就是「可以當作專家們向顧客解釋時的工具」。相信有很多專家都和我一樣,光憑口頭上的說明很難說得清楚。

　若是本書能夠在各地的健身房、整復推拿店等與身體有關的設施,成為銜接專家與顧客的橋梁,我將深感榮幸。

參 考 文 獻

《解剖列車 — 為徒手運動療法打造的筋膜經線 第 3 版、第 4 版》Thomas W Myers ／醫學書院

《Anatomy Trains Myofascial Meridians for Manual & t Movement Therapist Third edition》 Thomas W Myers ／ CHURCHILL LIVINGSTONE

《Fascial Release Technical 整頓身體構造平衡 筋膜解放技術》James Earls & Thomas W Myers ／醫道日本社

《Fascial Release for Structural Balance Revised Edition》James Earls & Thomas W Myers ／ Lotus Publishing ／ North Atlantic Books

《FUNCTIONAL ATLAS of the HUMAN FASCIAL SYSTEM》Carla Stecco ／ CHURCHILL LIVINGSTONE

《用視覺學習 筋膜解放技巧【Vol.1】—肩、骨盤、下肢與足部—》TiiLuchau ／醫道日本社

《用視覺學習 筋膜解放技巧【Vol.2】—頸部、頭部、體幹〔脊椎與肋骨〕—》TiiLuchau ／醫道日本社

《筋膜矯正 實踐篇》Luigi stecco ／ Antonio Stecco ／醫齒藥出版株式會社

《筋膜矯正 實踐篇 等級 1 原著第 2 版》Luigi stecco ／ Antonio Stecco ／醫齒藥出版

《筋膜矯正 實踐篇 等級 2 原著第 2 版》Luigi stecco ／ Carla Stecco ／醫齒藥出版

《筋膜矯正 實踐篇 肌骨系統疼痛治療 理論篇 原著第 2 版》Luigi stecco ／ Antonio Stecco ／醫齒藥出版

《整骨療法的內臟矯正》Eric U Hebgen ／ GAIA BOOKs

《身體的構造與機能 I》Jutta Hochschild ／ GAIA BOOKs

《身體的構造與機能 II》Jutta Hochschild ／ GAIA BOOKs

《ANATOMY OF Movement REVISED EDITION》Blandine Calais-Germain ／ Eastland Press

《身體運動學 關節的控制機制與肌肉機能》編輯 市橋則明／ MEDICAL VIEW

《改訂第 2 版 專為運動療法所寫的機能解剖學觸診技術 上肢》監修 青木隆明 執筆 林典雄／ MEDICAL VIEW

《改訂第 2 版 專為運動療法所寫的機能解剖學觸診技術 下肢、體幹》監修 青木隆明 執筆 林典雄／ MEDICAL VIEW

《依林典雄的運動器官疾患為基礎的評價與解釋 下肢篇》監修 林典雄 執筆 林典雄、岸田敏嗣／運動與醫學出版社

《理解運動機能障害的「原因」之評價戰略》編著 工藤慎太郎／醫學書院

《Functional Movement Systems：Screening -Assessment- Corrective Strategies》Gray Cook ／ NAP 有限會社

《DYNAMIC ALIGNMENT THROUGH IMAGERY》ERIC FRANKLIN ／ Human Kinetics

《PROMETHEUS LernAtlas der Anatomie 胸部／腹部、骨盆部 第 3 版》Michael Schünke、Erik Schulte、Udo Schumacher、Markus Voll Karl Wesker ／醫學書院

《Atlas of Anatomy Third Edition》Edited by Anne M. Gilroy Brian R. MacPherson Based on the work of Michael Schuenke Erik Schulte Udo Schumacher ／ Thieme

《新運動解剖學系列 舞蹈 解剖學 第 2 版》Jacqui Greene Haas. ／ BBM Sports

《Yoga Anatomy 改訂第 2 版》Leslie Kaminoff、Amy Matthews ／ GAIA BOOKs

《最新 Pilates Anatomy》Rael Isacowitz、Karen Clippinger ／ GAIA BOOKs

《擺出正確理想的姿勢 姿勢教科書》竹井仁／ NATSUME 社

《以感受力改變身體的新姿勢規則》Mary Bond ／春秋社

《專家告訴你肌肉的機制與運作 完美事典》監修 石井直方 執筆 荒川裕志／ NATSUME 社

《有助於打造運動健康的指導 理解姿勢與動作「理由」的書》土屋真人／秀和 SYSTEM

《身體的原始位置》藤本靖／ BAB JAPAN

《Move Well Avoid Injury：What Everyone Needs to Know About the Body》Barbara Conable、Amy Likar ／春秋社

國家圖書館出版品預行編目資料

超圖解！人體肌筋膜連結與修復 / Kimata Ryo 著；
黃筱涵譯. -- 臺北市：三采文化股份有限公司，
2024.09　面；　公分. --（三采健康館；162）
ISBN 978-626-358-495-2（平裝）

1.CST: 肌筋膜放鬆術

418.9314　　　　　　　　　113012402

suncolor 三采文化

三采健康館 162

超圖解！人體肌筋膜連結與修復

作者｜Kimata Ryo　　譯者｜黃筱涵　　審訂｜凃俐雯
主編｜鄭雅芳　　美術主編｜藍秀婷　　封面設計｜李蕙雲
內頁排版｜郭麗瑜　　版權協理｜劉契妙

發行人｜張輝明　　總編輯長｜曾雅青　　發行所｜三采文化股份有限公司
地址｜台北市內湖區瑞光路 513 巷 33 號 8 樓
傳訊｜TEL：（02）8797-1234　FAX：（02）8797-1688　　網址｜www.suncolor.com.tw
郵政劃撥｜帳號：14319060　戶名：三采文化股份有限公司
本版發行｜2024 年 9 月 27 日　定價｜NT$450

SEKAI ICHI WAKARIYASUI　KINNIKU NO TSUNAGARI ZUKAN
©Ryo Kimata 2023
First published in Japan in 2023 by KADOKAWA CORPORATION, Tokyo.
Complex Chinese translation rights arranged with KADOKAWA CORPORATION, Tokyo.